バラの香りの美学

蓬田バラの香り研究所

Bara no Kaori no Bigaku
Yomogida Bara no Kaori Kenkyujo

かもめの本棚

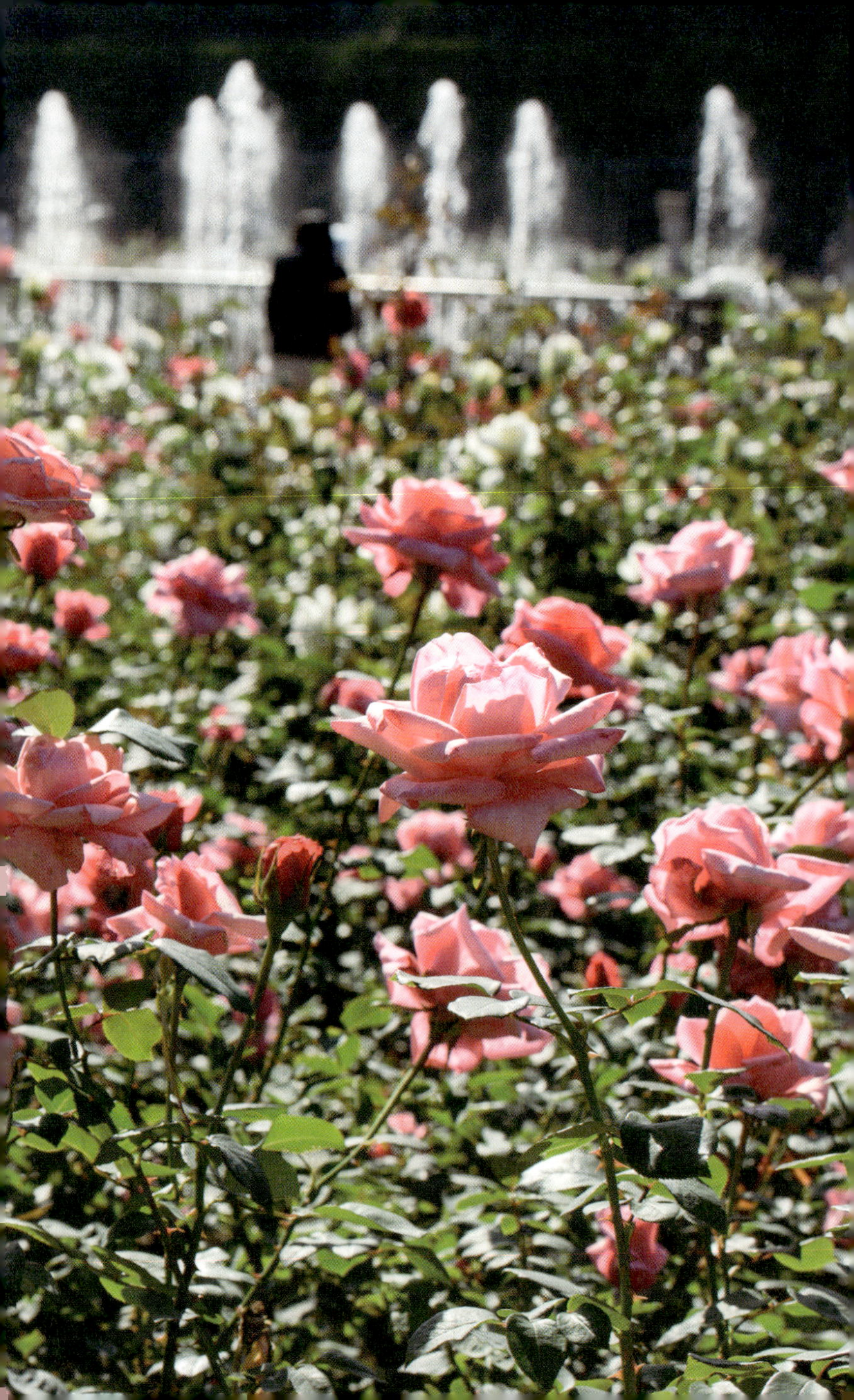

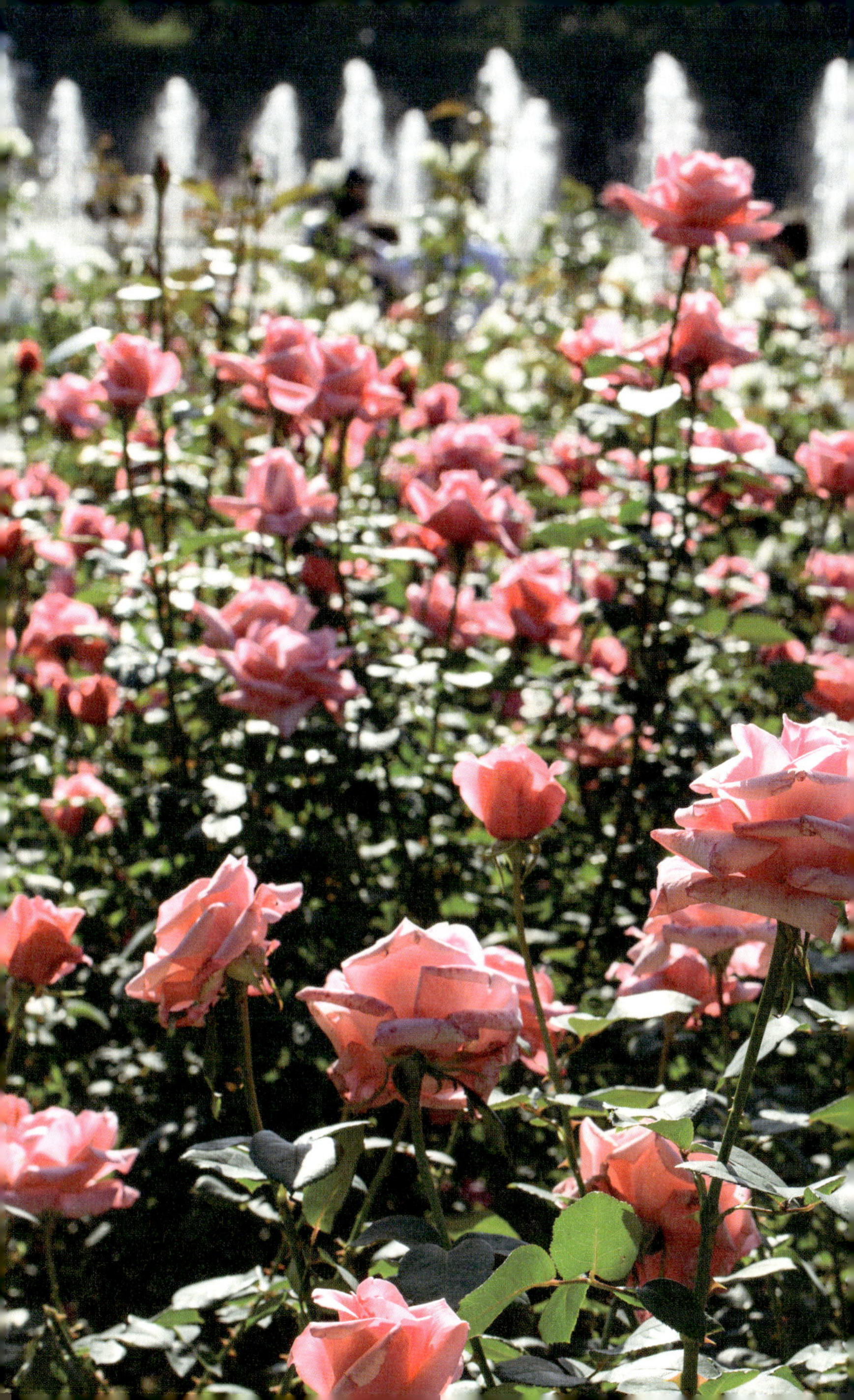

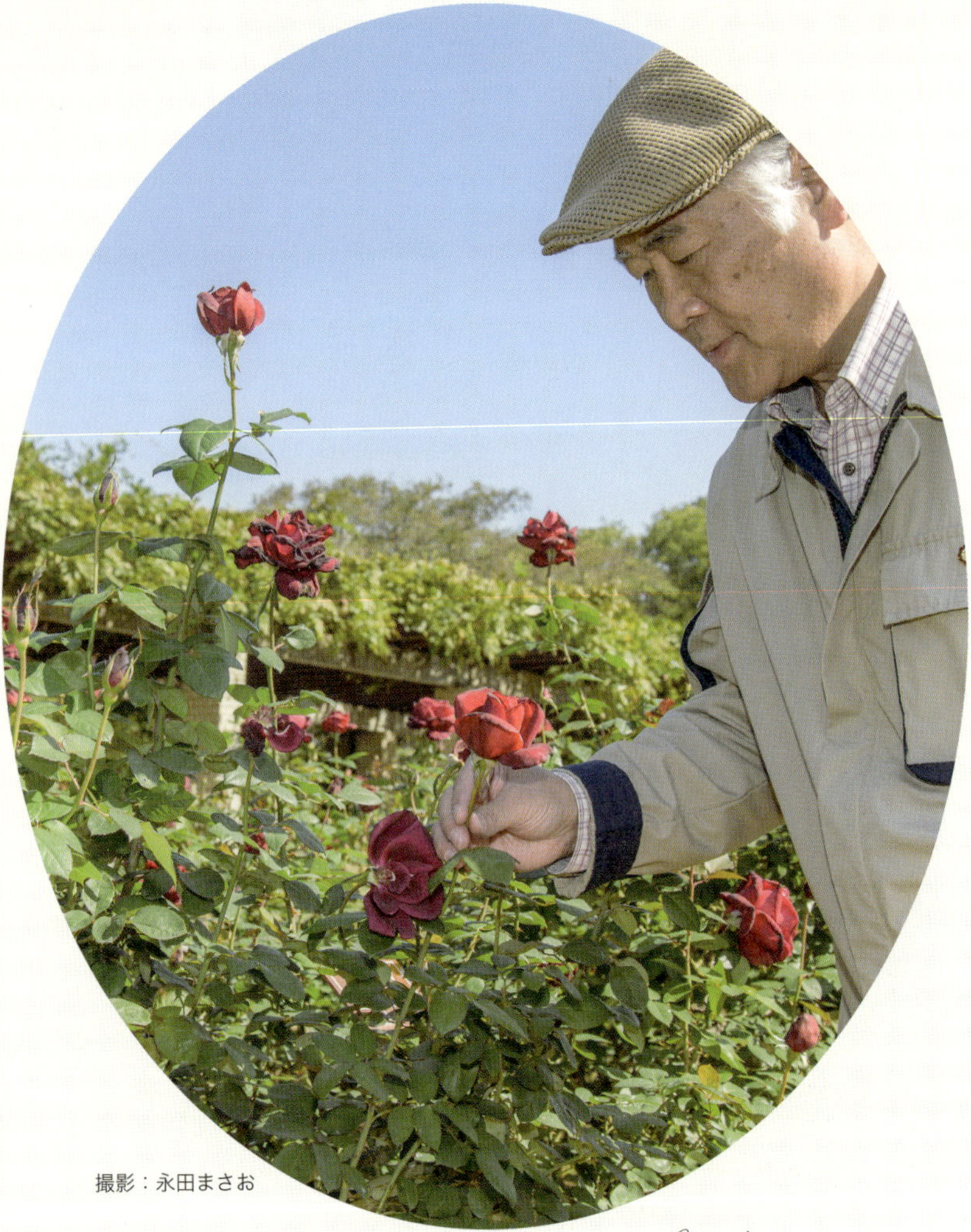

撮影：永田まさお

Perfumery Chemist
Katsuyuki Yomogida

はじめに

バラと人とのつながりは、紀元前から今日まで洋の東西を問わず文化や歴史に表されてきました。その美しさは、幾多の逸話や文芸書、絵画や写真、音楽、演劇などの表現芸術に表されています。

花のラファエロとも称されたベルギーの画家ピエール＝ジョゼフ・ルドゥーテは、その大著『バラ図譜』にて、香り以外の美しい表情はすべて描き入れたといわれています。

そして香りに関していえば、有名な「シャネル No.5」は、天才パフューマー（調香師）と呼ばれたエルネスト・ボー氏が「白夜の時期、北極圏にあるヨーロッパ北部の田舎を去るときに湖や川がみずみずしい香りを発散させていた。記憶にあるこのノートを表現した」と回想し、フランス南東部グラース産のバラ（ローズ・ド・メイ）やジャスミンをはじめ数十の精油と脂肪族系の合成アルデヒドを斬新に調香した銘香水として知られています。

資生堂リサーチセンター時代の私は、精油の品質評価や新規のフレグランス商品開発に向けた〝花の香りの成分研究〟に従事していました。ここで培った分析技術をもとに、未解析だった原種や毎年発表される新品種のバラについて継続してデータを蓄積しています。

また、2010年に「蓬田バラの香り研究所」を設立したのを機に、バラの香りの魅力や秘密を広く情報発信することや、これまでの研究成果から従来にないバラの関連商品を開発するなど、活動の幅をさらに広げています。

本書は、主としてバラ生花からの成分研究をもとに、香りの表現方法やアロマコロジー（aroma+physio-psychology＝芳香の生理心理学）についてわかりやすく解説したものです。

バラ園や植物園に出向かれて、バラの奥深い魅力を理解するために参考にしてほしいと願っています。

〝バラの香りのシンフォニー〟

バラは、夜明けとともに香り立つ。
甘く華やかなダマスク・スウィートの香りや
さわやかで優雅なティー・バイオレットの香りが、
　花弁から蒸散する水の分子と併せて飛び出してくる。
少し遅れて、フルーティ・フローラルやスパイシーの香りが
　とけ入るようにハーモナイズする。
そしてウッディ・ハニーの香りがあふれ出て全体を包み込む。
　このとき、すべてが調和して壮大な香りのシンフォニーとなる。
自然が奏でる至福の佳境がしばらく続き、やがて終章の香りが静かに訪れる。

私は、とりわけ第2楽章が好きです。

蓬田勝之（蓬田バラの香り研究所所長、パフューマリー・ケミスト）

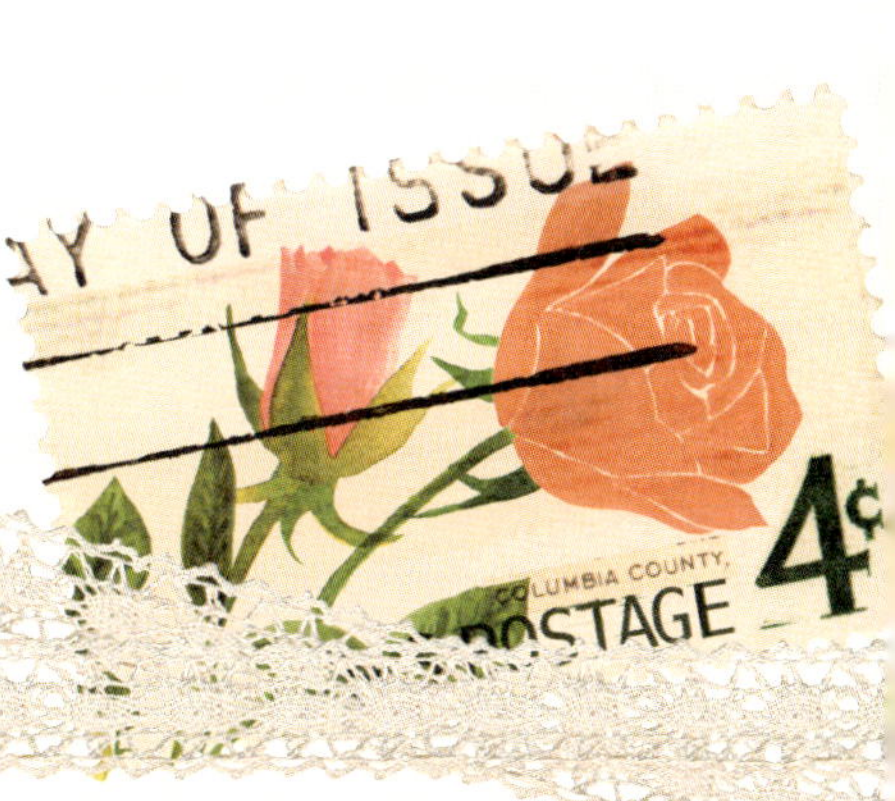

Contents
目次

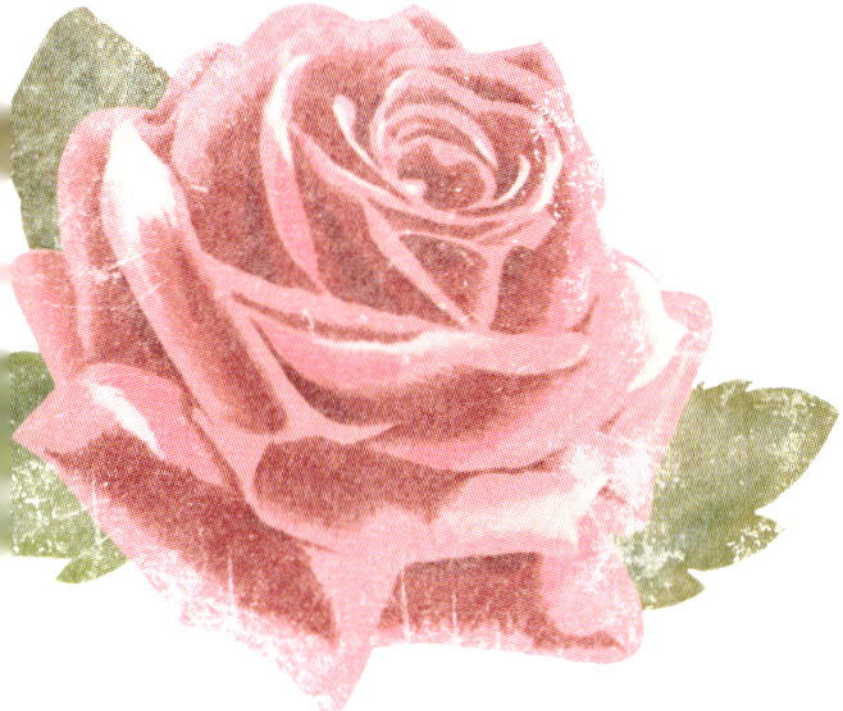

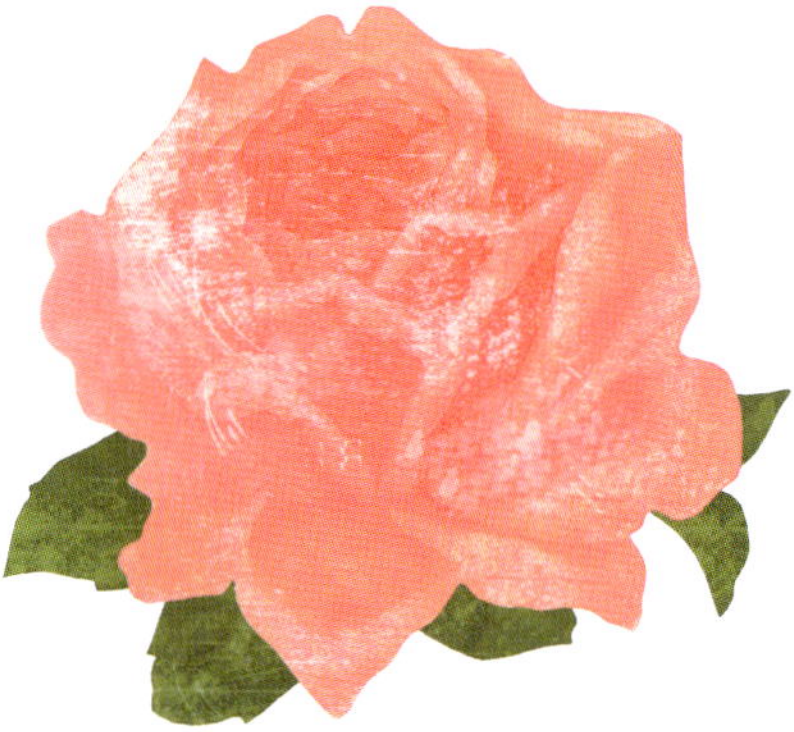

Chapter 6 暮らしの中にバラの香りを 117

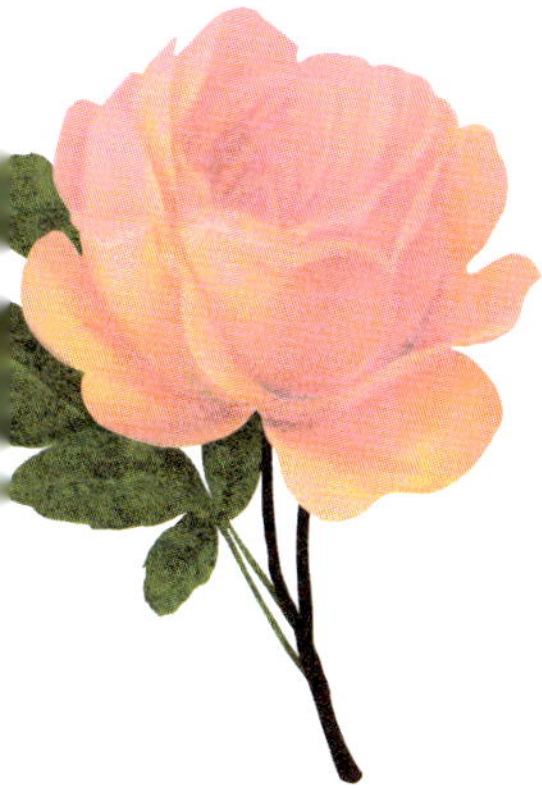

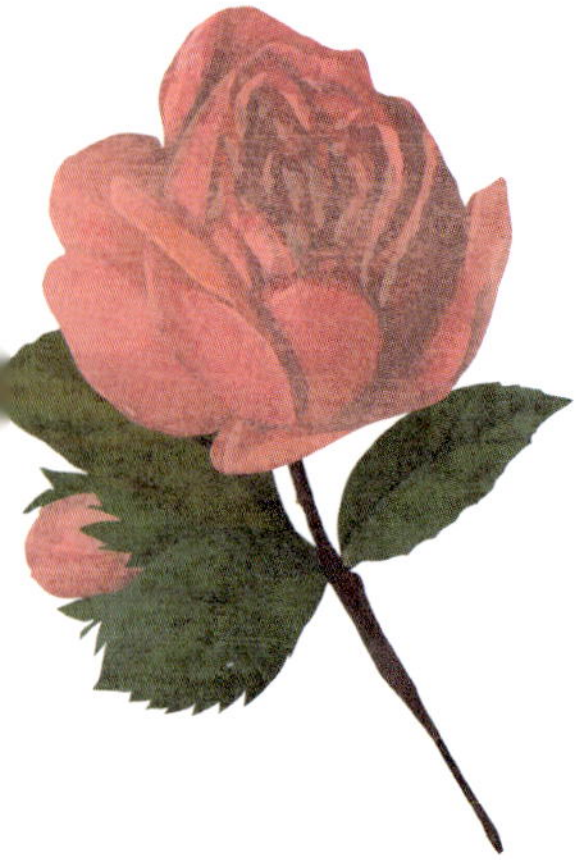

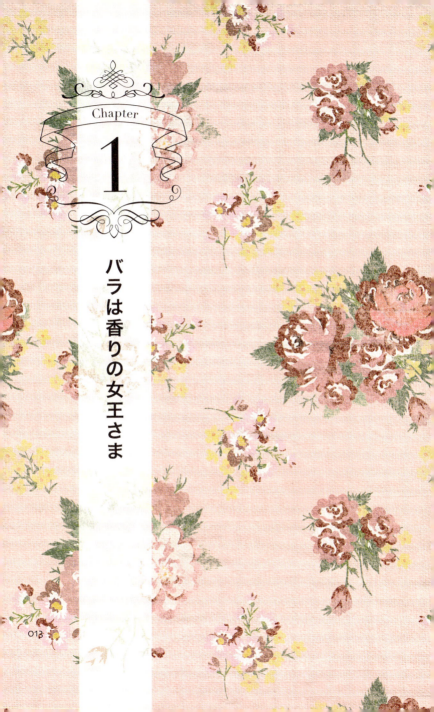

Chapter 1

バラは香りの女王さま

「バラ」からどんな言葉を連想しますか？

あなたは「バラ」から、どんな言葉を連想しますか？

気品、優雅、華麗、高貴……そんな言葉が浮かんだ方は、バラという花の価値を十分理解されていると思います。

では、あなたは「バラの花の香り」が好きですか？

「好き」と答えた方は、なぜ好きなのでしょうか？

好きな香り、苦手な香りは、実は子どものころの環境と密接に関係しているといわれます。

バラの香りが「好き」と答えたあなたは、幼いころ、身近にバラの香りがある環境で暮らしていたのかもしれません。バラに限らず、家に飾られた花の香りを嗅いだり、庭に咲く花の蜜を吸ったり、花で首飾りを作って楽しい時間を過ごした方もいるでしょう。

バラの香りには、生理的、心理的に働きかける効果があり、心地よいバラの香りに包まれていると気持ちが安らぎ、心にゆとりを持って毎日を過ごすことができるといわれています。

ただし、香水のような強い香りとは違い、咲いたバラの花の香りはそれほど強くありません。

特に日本人は、芳醇な甘さがありながらも、ほのかな、やわらかいタッチの香りを好む傾向があることから、「バラの花の香り」に好感を抱く方は多いと思います。

バラというと、華やかで甘く誘惑的な香りを想像するのかもしれませんが、顔を近づけてみると、幾重にも広がる甘い香りの中に、レモンやピーチといったみずみずしいフルーツの香りや、ジャムやクリームのように思わず食べたくなるような香り、紅茶のような香り、さわやかな青葉の香りなど、さまざまな香りがあることに驚きます。

あなたの幼い記憶にバラの花が存在するのであれば、その中にお気に入りの香りがきっと見つかるはずです。

香りの好みにはお国柄がある

「日本人は、ほのかで、やわらかい香りが好き」というように、香りの好みにもお国柄があります。

古来、生活環境に花を重用してきたヨーロッパでは、身にまとう習慣があるために花の精油から香水をつくり、飲料やお菓子、香辛料などにも芳香の強い花の成分を使ってきた歴史も手伝って、たっぷり熟した果物の甘さを思わせる香りの強さがないと満足できないといわれています。

日本人も、美しくありたいという意識は同じですが、清潔がモットーのお国柄のせいか、まとわりつくような甘い香りはどうも苦手。人が混み合う電車やエレベーターの中でいやな顔をされるのは、男女を問わず、決まって香水の強い香りをぷんぷん放っている人たちです。

香りの好みの違いはこんなところにもあります。

ヨーロッパの人々は、フレグランスのことを「ウエア」と呼び、フレグランスをつけていない人のことを「ニュートラル」と呼ぶ習慣があります。「ニュートラル」が多い日本人からすると不思議かもしれませんが、彼らにとって香りは洋服（ウエア）のような存在。個性を表す重要な要素なのです。「香りを着ないと外へ出るのが恥ずかしい」という文化で育っている淑女たちにとって、フレグランスをつけることはマナーの範疇《はんちゅう》。むしろ香りをまとっていないと、文化的な暮らしをしていないように判断されてしまうようです。

その証拠に、ヨーロッパでフレグランスが占める割合は化粧品全体のおよそ30パーセント。日本ではどうかというと、1パーセント程度しかありません。この数字が文化の違いを表しています。

もちろん、日本人も花を好む民族であり、花の香りが嫌いという人はいないでしょう。でも、フレグランスをたくさんつけて周りに迷惑をかけたくない、つけ方がよくわからないと、臆病になっているところがあるのかもしれません。

その一方で、同じ日本人でもＴＰＯに合わせて香りを使い分け、香水の効果的な香らせ方を知っているなど、香りを使いこなせる人も増えてきました。

最近では日本人好みの、ほのかで、やわらかな香りも増え、化粧品以外にも、香りの効果が持続することをうたった洗剤や柔軟剤、衣服用のフレグランスなどの人気が高まっています。

女性は男性と比較しても香りに対して敏感で、「自分がいい香りに包まれていることを意識すると、背筋も自然と伸びる」とおっしゃる方もいます。

長年、香りの研究をしてきた立場からいえば、香りと上手に付き合うほど、日常を豊かな気持ちで過ごせるのではないかと思います。

香りの王さまと女王さま

香りの世界では、バラ、ジャスミン、スズランを三大花香と呼び、「ジャスミンは王さま、バラは女王さま」と呼ばれています。ジャスミンが「王さま」と称されるのは、香りの素晴らしさのほかに希少性があるからです。

ジャスミンから上質の香料が採れるのは、一年のうちでも8月から9月までと短いうえに、最高に香りが漂い始めるのは夜。夜半に花が開いて次第に香りが高まり、日が昇り始めると香りが飛んでしまうため、花摘みは夜明け前から早朝にかけての数時間のみ。熟練者でも摘み取れる花は2万個がやっとです。

ところが、1キロの香料を採るのには700万個という気が遠くなるほどの花が必要なのです。その価格は、なんと1キロ300万円。王さまといわれる理由がおわかりになるでしょう。

しかし、ジャスミンには香りが1系統しかありません。1×1はどこまでいっても1のまま。つまり香りのバリエーションがないのです。

また、やや個性が強く、グリーン感の中に官能を刺激する甘美な甘さを持っています。そのむせ返るような香りが苦手な人も多く、好き嫌いが分かれるともいえます。

「女王さま」とされるバラの香りには、後ほど詳しくお話ししますが、ダマスク系の甘く華やかな香りと、ティー系のさわやかで品のある香りの2系統があります。この2つを交配していけば、どこまでも香りのバリエーションが広がります。

また、香料としても、気高い香りを持ちながらどんな香料ともなじみがよく、配合量が多くても目立ちすぎて香りを壊すことがありません。

姿形の美しさだけでなく、魅惑的な香りで女性らしさを表現し、香水の高級感や完成度も高めてくれるバラの香りが「女王さま」と呼ばれるのは、当然のことかもしれません。

複雑化してきたバラの香り

バラに含まれる香気成分はとても複雑です。それゆえ、化粧品業界では「香りの研究はバラに始まり、バラに終わる」といわれるほど、魅力的で重要な研究対象になっています。

現在では香りの99・9パーセントが解明され、540もの成分が明らかになっています。

そこまでわかっているにもかかわらず、科学的に香りを再現しても本物のバラの香りには到達できません。まだ解明されていない残り0・1パーセントの中に、500種類ぐらいのごく微量な成分が隠されていると考えられているのです。

誰からも愛されるバラの香りが奥深く複雑に感じられるのは、そうした多くの未知の成分が香り全体を下支えしているからともいえるでしょう。

現在のところ香料用の品種としては、野生バラのロサ・ダマスセナとロサ・センティフォリアの2種類にほぼ集約されています。しかし、私たちの身の回りに範囲を広げ、園芸用、観賞用を含めたバラの品種を数えてみると、その数は実に2万数千種類にも及びます。

19世紀以降、より美しいバラ、香りのよいバラを求めて品種改良が飛躍的に発展し、花姿や花色はもちろんのこと、香りも交配を重ねることでより複雑に、繊細になっていきました。

しかし、残念ながら次第に形と色に重点が置かれ、香りをおろそかにしたまま品種改良が進められてきたようにも思います。

バラの歴史は古く、紀元前5000年ごろから始まったとされていますが、かつてギリシャ文明が栄えた紀元前2600〜1400年にさかのぼると、「バラの中に伏し、バラの中で飲み、バラの中で暮らすことが最高のぜいたく」という言葉が残されています。バラはやはり、形・色・香りの三拍子がそろってこそ完璧なのです。

アメリカバラ協会が「香りのないバラは、笑わぬ美人のようだ」と評したように、再び香りに注目する人が増えてきたのは喜ばしい限りです。

未知の香りとの出会い

先ほども少しお話ししましたが、バラの香りは大きく2系統からなります。

一つは、いわゆる甘いゴージャスな香りの「ダマスク系」（中近東、ヨーロッパのバラ系統）、もう一つは、さわやかで紅茶に似た上品で優雅な香りの「ティー系」（中国のバラ系統）です。

1867年以降に誕生したハイブリッド・ティー・ローズを中心としたモダンローズ（現代バラ）に多いこのティー系の香り物質について、私が当時在籍していた資生堂の研究チームが学会発表したのは1984年のこと。

それまで香りの研究は、香料バラ（野生バラであるロサ・ダマスセナとロサ・センティフォリア）を対象に行われていました。資生堂の研究チームもそうです。

ところがあるとき、モダンローズは香料バラとはまるで香りの質が違うことに気づきました。

「1970年6月5日　静岡県掛川市・吉岡バラ団地にて芳香バラ『ショッキング・ブルー』を採花・溶剤抽出し、分析を行った。モダンローズの香気として初めてとなる成分に出会う」――こう記された当時の私の研究ノートには、「unknown MW152＋イオンピークに注目」（未知物質、分子量152／親イオンの意味）との記述が残っています。

香料分析者としての勘が働いたのだと思います。バラ団地の管理者から千葉県にある京成バラ園芸研究所長の鈴木省三さん（ミスター・ローズと呼ばれた著名なバラの育種家です）に会うことを勧められ、後に連絡を入れることになるのです。

しかし、すぐにはバラの研究を続けられませんでした。香りの「王さま」であるジャスミン精油中の皮膚感作性（皮膚アレルギー性）物質を確定・除去し、低感作性香料を開発するプロジェクトに携わるなどして10年が過ぎてしまいました（ジャスミンの研究では特許庁の注目発明賞をいただくなど、安全性の高い化粧品の開発に寄与できました）。

ブランクの間も新鮮なバラ生花に触れるたびに、まさしく香りは生きていることを実感し、自然に咲く香りを商品に生かしたいという思いが強くなりました。

ようやくバラの研究に取りかかったのは1981年のこと。

「1981年4月20日　鈴木所長へ電話を入れること」と、私の古い手帳に記してあります。鈴木さんに対し、「私は化粧品会社で香料研究をしており、今度現代バラの研究を始めたく、ぜひとも共同研究を……」と依頼したことを今でも記憶しています。

ティーローズエレメントの発見

共同研究を快諾いただいてから京成バラ園へ十数年通うことになります。

それと併せて当時、神奈川県の新横浜にあった資生堂研究所近くの農地を借りて、7種類のモダンローズ（芳純、パパ・メイアン、ダブル・ディライト、ドゥフトボルケ、ダイアナ、セシル・ブルナー、桜鏡）を研究栽培し、春・秋の開花時期には花弁から香料抽出や機器分析を日夜行いました。

この時期、飛躍的に機器の精度が向上するなどラッキーな面がありましたが、コンピューターもはしりのころで、山のようなデータとのにらめっこが続きました。

それでも、ミスター・ローズこと鈴木さんの熱い導きと、〝世界で誰も研究していない〟という信念で研究を続けることができたのだと思います。

未知の香りが何なのかを発見する決め手となったのは、モダンローズに含まれる分子量152の分子式です。

やや専門的になりますが、精密質量分析計を用いて小数点以下4位までの質量数を調べたところ、分子量152は炭素数（C_9）、水素数（H_{12}）、酸素数（O_2）の分子式であることがわかりました。

これをもとに考えられる化合物を合成して照合していったところ、最終的にすべてのデータや性質が合致する化合物にたどり着きました。すなわち、分子量152が1,3-ジメトキシ-5-メチルベンゼン（DMMB）だと、その化学構造が同定できたのです。

香料バラには全く含まれていないのにもかかわらず、モダンローズのほとんどに多かれ少なかれ含まれている新規な成分だと確信した瞬間です。

それ自体は、やや薬品的でスパイシーさのある独特の香りですが、ほかの成分と混ざると新鮮な紅茶様の香りを想起させます。さわやかでみずみずしい香りが特徴的で、「水をまいた花屋さんの前を通ったときの香りの印象」とでもいうのでしょうか。

私たちはそれを「ティーローズエレメント」と名づけました。

そして、この香り成分のルーツを追求していき、中国大陸の野生種ロサ・ギガンティアにたどり着きました。交配の歴史の中で西洋と東洋の香りが融合し、モダンローズの香りへと育まれてきたのです。

ミスター・ローズから教わったこと

ティーローズエレメントの発見に至る過程でなくてはならない存在だったのが、バラの育種家として天才的な能力を発揮した人物であり、ミスター・ローズと呼ばれた故・鈴木省三さん（1913年〜2000年／京成バラ園芸の初代研究所長）です。

一つの新しいバラの品種が生まれるまでには7年かかるといわれます。それだけでも果てしないほどの年月ですが、7年かかってもモノにならないこともありますから、並行していくつかの品種交配を手がけることになります。そのため、世界の育種家は年に100万粒もの種をまくといいます。

ところが、鈴木さんは10万粒、たった10分の1の種の数で世界的な品種をいくつも作出させ、その名を世界に知らしめています。ひとことでいえば、たぐいまれなセンスの持ち主だったのです。

センスを磨くためにはバラに詳しいだけではいけないと、鈴木さんは音楽、ファッション、グルメにまで興味の範囲を広げ、本も読み、詩も書くなど、芸術全般に造詣の深い人物でした。

その結果、数々のひらめきを得て、ついにはダマスク・クラシックを基調としつつ、ティーのバランスが絶妙にとれた素晴らしい香りのバラ「芳純」（132ページ参照）を発表。資生堂ではその香り成分を詳細に研究し、「ばら園」という商品に結びつけました。

そんな鈴木さんとの出会いのきっかけが、先ほどの「香料として使っているバラの精油の香りとモダンローズの香りが違うのはなぜだろう？」という疑問です。

その疑問を解決し、香りの世界をもっと深く知りたいと、鈴木さんのもとを訪れたのが今から30年以上前のこと。新しい香りの品種を生み出すためにも、共同研究に取り組もうということになったのです。

当時の私はバラの系統さえ知りませんでした。しかし、鈴木さんは先祖代々のバラの系統図が頭に入っていました。

むやみに分析しても、モダンローズに含まれるティーの香りのルーツとなる中国大陸の野生種ロサ・ギガンティアにたどり着くまでの香りの系譜は、きっと発見できなかったでしょう。

青いバラは本当に美しいのか

この「香りの系譜」についてはChapter 5で詳しくお話ししたいと思いますが、モダンローズの香りの謎に迫るためには、結局、1000種類以上のバラを調査・分析することになりました。

それにより、モダンローズと香料バラ精油との香りの違いの核となる未知の香り成分がジメトキシメチルベンゼン、すなわちティーローズエレメントであることを発見し、さらに生みの親（香りのルーツ）であるロサ・ギガンティアを突き止めると同時に、10年という歳月をかけて香りの系譜を整理することに成功したのです。

モダンローズの複雑な香りを解明するためにまず、鈴木さんが世界広くから収集し、管理植栽していた野生種（原種）や、1867年に発表されたモダンローズ「ラ・フランス」以前の園芸品種（オールドローズ）を分析しました。

原種および原種間交雑種のロサ・ガリカとガリカ系、ロサ・フェニキア、ロサ・ダマスセナとダマスク系、ロサ・アルバとアルバ系、ロサ・センティフォリアとセンティフォリア系、ロサ・シネンシスとチャイナ系、ロサ・ギガンティア、ロサ・モスカータ、ロサ・ペルネシアナ、ロサ・ルゴサ、ロサ・ムルチフローラなど――これらは海外のナーサリー（園芸・種苗会社）や育種家から収集したものですが、異株もあり、香気データから何度も打ち合わせをした記憶があります。

さらには、現存していないが鈴木さんが研究のために自ら交配させたバラ株も多くあり、広範囲な考察を行うことができました。

次に、オールドローズであるブルボンローズ、ハイブリッド・チャイナローズ、グランディフローラローズ、ハイブリッド・フェチダローズ、ハイブリッド・ムスクローズ、ハイブリッド・パペチュアル・ローズ、ノアゼットローズ、ポートランドローズ、ティー・ローズ、ポリアンサローズ、ランブラーローズと続きます。そして、ハイブリッド・ティー・ローズを中心とした数多くのモダンローズの分析を行ってきたのです。

話は代わりますが、２０１４年９月に最相葉月さんの著書『青いバラ』が復刊（岩波現代文庫）されました。鈴木さんとの共同研究の様子が「芳純ミスター・ローズとの対話」の章で語られていますので、興味ある方は参考にしてください。

ちなみに、2004年6月にサントリーフラワーズ社は「アプローズ」の名称で、遺伝子組み換え技術による青いバラの誕生を正式に公表しました。

資生堂がいち早く香気分析を行ったところ、ブルー・ムーンをはじめ他のブルー系モダンローズには含まれているジメトキシメチルベンゼンが全く検出されませんでした。

生前、鈴木さんが「自然界にはない遺伝子組み換えなどの科学技術で青いバラができても、君はそれを美しいと思うかね」と寂しげにつぶやいた言葉を思い出します。

ミスター・ローズこと鈴木省三さん

1913年東京都小石川生まれ。日本のバラ育種界の先駆者。38年に「とどろきばらえん」を設立、59年に「京成バラ園芸」の初代研究所長に就任。「世界に日本のバラを届けたい」という目標を掲げ、生涯で130以上の品種を開発。香りや色彩の研究にも取り組み、国際コンクールで数々の賞を受賞したほか、バラ文化の普及や種苗法制定にも力を注いだ。2000年死去。

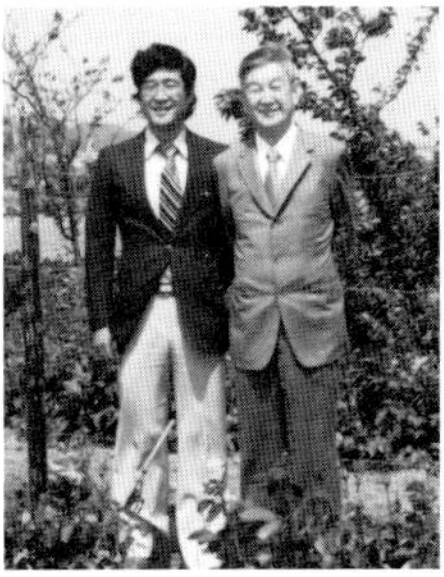
鈴木さんと蓬田（写真左）

Chapter 2

バラの香りで美しく

クレオパトラはなぜバラを愛したのか

私たち人類は、7000年も昔からバラの香りを祭祀や生活に取り入れてきたといわれています。

余談ですが、そのもっと前の約20万年前から2万数年前に生息したヒト属の一種であるネアンデルタール人は、仲間が死ぬと穴を掘って埋葬していたようです。しかも、その洞窟で花粉の化石が発見されたことから、死者に花束を手向けていたことがわかりました。

そんな昔から、花が心を表す道具として用いられていたというのはとても興味深い話です。

さて、話を元に戻すと、バラをめぐるクレオパトラの話は有名です。

紀元前のローマ時代、クレオパトラはバラの花びらを寝室にまき、シーザーを誘惑してエジプトの統治をゆだねたとされています。

それも膝の高さまでバラを敷き詰めたといいますから、さぞかし情熱的で濃厚な、相手を陶酔させる香りだったに違いありません。

それでは、彼女はなぜバラの花を選んだのでしょうか。

3年前、ある女性が、私たちがつくったバラの香りのフレグランスを嗅いだとき、「これは、女性としてのスイッチがONになる香りですね。とて

バラの香りとホメオスタシス（心と体の健康維持システム）

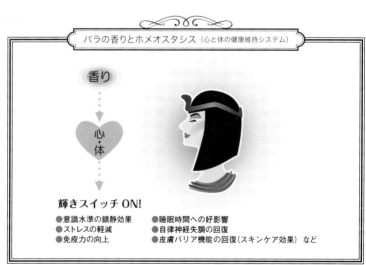

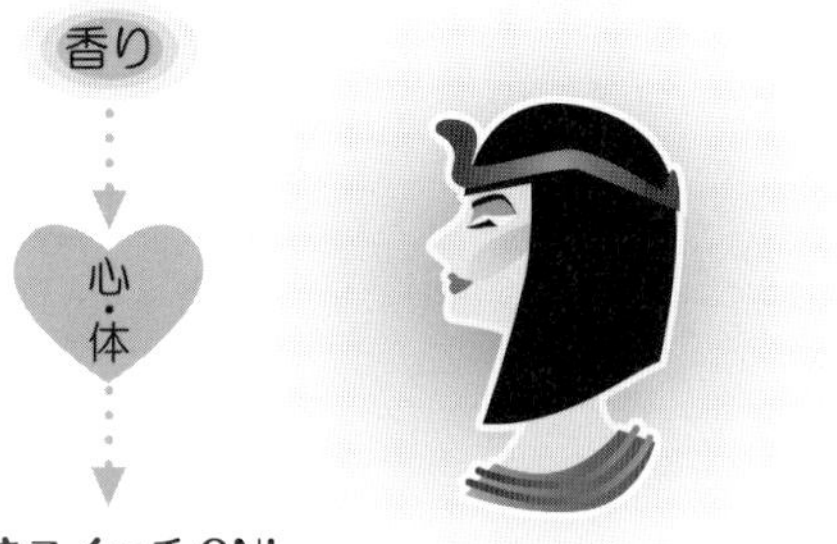

輝きスイッチ ON!

- 意識水準の鎮静効果
- ストレスの軽減
- 免疫力の向上
- 睡眠時間への好影響
- 自律神経失調の回復
- 皮膚バリア機能の回復（スキンケア効果） など

も素直な気持ちになれて、家族に対してはもちろん、周りの人にも優しくふるまえるような気がしてきます」と言ったことを思い出します。

実際に、バラの香りによって女性ホルモンが出るかどうかはまだわかっていません。

ですが、その女性のように、うっとりするようなバラの芳しい香りをまとうことで、表情や雰囲気が生き生きとして輝き出す人は多いのではないでしょうか。

私は、クレオパトラもそうだったのではないかと思うのです。

彼女は歴史上、最高の美人と称され、「クレオパトラの鼻がもう少し低かったら、世界の歴史は変わっていたかもしれない」という有名な言葉まで残されています。その一方で、「実は、クレオパトラはそれほど美人ではなかった」という説もあります。

しかし仮に後者だったとしても、女性としてのスイッチがONになった彼女を見て、シーザーは「美しい、すてきだ」と感じたのでしょう。

クレオパトラは単にバラが好きというだけでなく、そうしたバラの香りの自分への影響、あるいは、バラが自分本来の生き生きした様子を引き出してくれることを自覚していたのかもしれません。

クレオパトラのようにバラの香りを味方にすれば、現代の女性にも同様なことが起こり得るのではないか……と思うのです。

魅力的な女性はストレスが少ない⁉

自分らしく生き生きとふるまえることと、ストレスは無関係ではありません。「人の内面は外見に現れる」といいますが、ストレスがあると、どうしても気持ちがふさぎがちになり、表情も険しくなってしまいます。反対に、ストレスが軽減すると気持ちもリラックスし、自然な笑顔が増えてきます。

私たちが行った、香りにまつわる少し面白い実験結果も紹介しましょう。

副腎皮質から分泌される糖質コルチコイドの一種で、ストレスホルモンとも呼ばれるコルチゾールは、悩みやイライラが募るとその値がグッと上がります。ストレス過多の状態に対して、森林浴を体験して深い森や緑の香りを嗅ぐと、コルチゾール値が下がることがわかっています。

そこで、バラの香り成分で同じ効果が得られるかどうか、ティーローズエレメントを入れたフレグランスを使った人と使わなかった人で、ストレスチェック（唾液中のコルチゾールの分泌量を測定）をしました。

すると、香りを身にまとっている人のストレスが軽減（統計学的に95パーセントの有意差）し、抗ストレス作用のあることがわかったのです。

好きな洋服を着ていると、さっそうと歩けたり、ウキウキした気分になったりするのと同じで、香りにも心に働きかけるアロマコロジー（aroma＋

physio-psychology＝芳香の生理心理学）効果があります。

　落ち込んだり、イライラしたり、日々ストレスをため込んでいる人は、もしかすると香りの要素が足りないのかもしれません。

「最近、頑張りすぎかな」

「今日はちょっと疲れたな」

「今の自分に自信が持てない」

　と感じたら、身支度の仕上げに、ぜひティーローズエレメントを含んだフレグランスを羽織って出かけてみてはいかがでしょうか。

コルチゾール測定によるストレスの低減

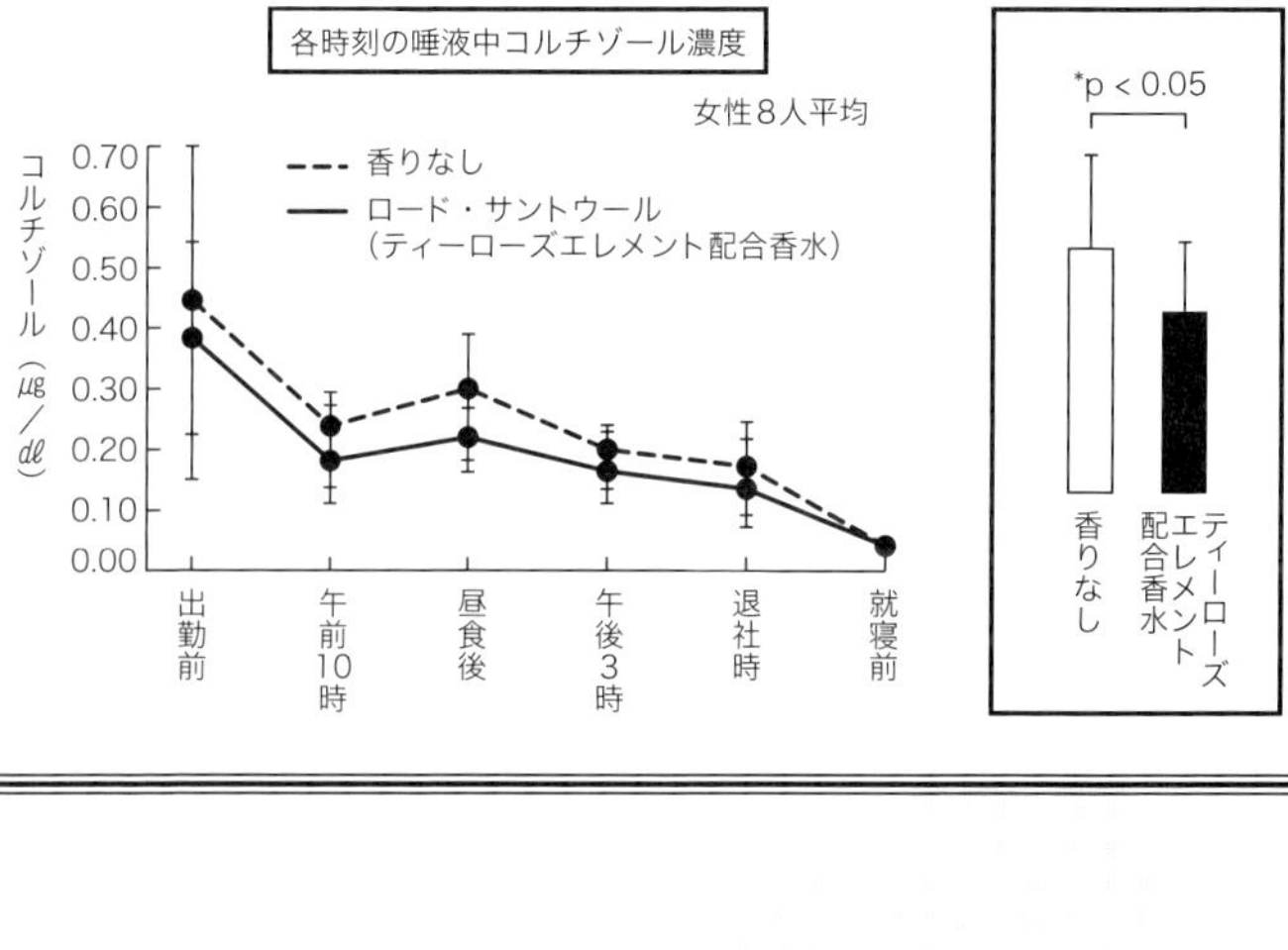

ラベンダーよりも高いリラックス効果

ティーローズエレメントの発見後、さまざまな実験・研究によって、この成分には人間の生理・心理によい影響を与える作用のあることがわかってきました。

特筆すべきは「鎮静効果（リラックス効果）」です。

どれほどの効果があるのかといえば、皆さんもよくご存じのラベンダー精油やベルガモット精油、ダマスクローズ精油よりも高いリラックス効果があるのです。

睡眠の質を高めてくれるとされるラベンダーの香りを枕元に置いている方も多いと思いますが、脳波をとる実験で比較したところ、ティーローズエレメントはその4~5倍も鎮静効果があることがわかりました。

21ページでも触れましたが、これまでに発見されたバラの香り成分は540種類ほど。

しかし、それらはもちろんのこと、ほかの草花の香りを含めても、いまだにティーローズエレメントより鎮静効果の高い香り成分は見つかっていません。

資生堂の研究では、さらに、「匂いとして感じないレベルの濃度でも鎮静効果がある」ことを突き止めています。

匂いを感じないほどの微量であって

CNV脳波による鎮静効果：ティーローズエレメントと他精油との比較

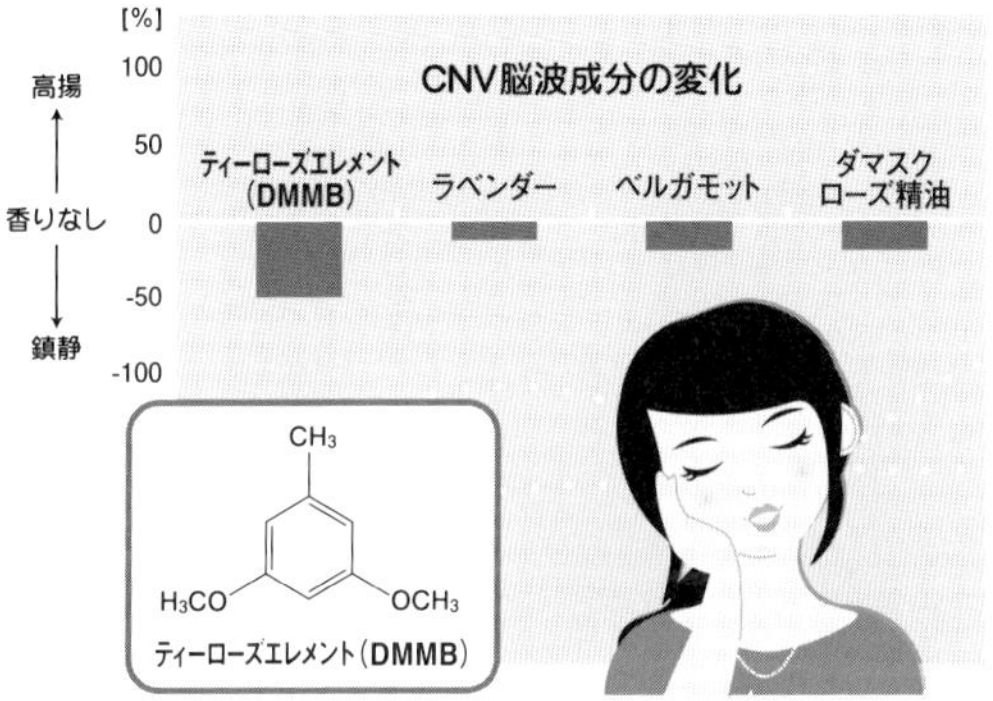

※CNV：随伴陰性変動（事象関連電位）、DMMB：ジメトキシメチルベンゼン

も、ティーローズエレメントの香気成分が呼吸を通して肺へ、そして血液の流れに乗って脳に到達するとリラックス効果が現れると推察されます。

このことから、「香りがクセになって、これがなければいられない」といった中毒的な状況になりにくいこともわかりました。

香りに依存することなく、知らないうちに心が安らぎ、豊かな気持ちになれるとしたら、男女の性別や年齢を問わず、より幅広い活用方法が見つかるのではないでしょうか。

リラックスできていると、「気持ちがゆったり落ち着き、くつろぐ」「精神や肉体の緊張がほぐれ、楽になる」「堅苦しさがとれ、人と親しく話せる」「自分らしく、のびのび活動できる」などと感じることができます。

人は自分自身を素直に出せているとき、直感的に「楽しい!」と思うもの。普段からバラの香りと仲よくしていると、人生はもっともっと楽しくなるはずです。

運動会にバラの香りはNG!?

ティーローズエレメントは単独使用はもちろんのこと、いろいろなタイプの香料に加えることによって、鎮静効果をもたらすこともわかってきました。ある実験で、昼寝前のリラックスしている被験者に対して、覚醒効果のあるコーヒーを飲ませると、意識の集中が一気に高まることが脳波の動きからわかりました。これは、コーヒー中のカフェインの効果と考えられます。

この実験を踏まえて、覚醒的に働くジャスミン精油の香りを嗅ぐと、意識の集中はよりいっそう高まりました。

ところが、ジャスミンにティーローズエレメントをわずかに加えると、脳波はほぼ昼寝前のリラックス状態になったのです。

とはいえ、むやみやたらにティーローズエレメントを嗅げばいいというわけではありません。緊張感や集中力、瞬発力が必要な場面もあります。

たとえば、お子さんが出場する運動会の徒競走では、「よーい、ドン！」の合図で一瞬も遅れることなく駆け出すことが肝要です。

オリンピック選手の心拍数を測ると、「よーい」で心拍数を一度下げ、集中力を高めて、「ドン！」と同時に心拍数を一気に最大限まで上げ、体の末端まで血液をドッと出すことが医学的に検証されています。そんなときにティーローズエレメントを嗅いだとしたら、気持ちがゆったりして、緊張感とは反対の作用が働いてしまいます。

では、スポーツの成績を上げたいと思ったらどうすればいいのでしょう？

スポーツ選手がよくレモンを食べているのを見かけますが、レモンには疲労回復のほかに、集中力を高めるための覚醒効果や高揚効果があることがわかっています。

ですから、徒競走で1等を狙うなら、バラの香りよりもレモンやミントの香りがおすすめ。何事も使い分けが大切ということです。

バラの香りで記憶力をアップ

もう一つ、バラの香りの効能を紹介しましょう。それは、睡眠中にバラの香りの刺激を与えると眠りの質が上がるだけでなく、記憶の固定化が促進されるというものです。

ドイツのリューベック大学の研究チームが行った実験で、学術雑誌の『サイエンス』に掲載されました。

まず、被験者にトランプの神経衰弱のような〝ペアになるカードの位置を覚える〟記憶トレーニングを、寝る1時間半前からやってもらいます。そして、このトレーニング中にバラの香りを嗅いでもらいます。

勘のいい皆さんならおわかりでしょう。ここで、学習した内容と香りを結びつけるわけです。

トレーニング終了30分後に被験者には寝てもらい、やがて深い眠りに入ったときに、こっそり同じバラの香りを嗅がせます。

翌朝、ペアのカード配置をどれだけ覚えているかをテストしてみると、香りを嗅がなかった被験者に比べて平均10パーセント以上、正解率が上がったというのです。

この実験結果は非常に興味深いものです。深い眠りに入っているとき、バラの香りでトレーニング中の状態が呼び起こされるように脳（海馬《かいば》）が活性化し、記憶の向上につながったのではないかと考えられます。

こうしたバラの香りの特性は、子育てにも十分応用することができるでしょう。記憶の固定化だけでなく、お子さんのかんしゃくを抑えたいとき、寝つきが悪いときなどにバラの香りを使えば、高ぶる神経を鎮めてリラックスした状態に導いてくれるはずです。

それでなくてもバラは古来、洋の東西を問わず、薬として用いられてきました。そのことを頭の片隅にでも置いておいていただければと思います。

お子さんの勉強部屋にさりげなくバラの香りを忍ばせておくことで、ひょっとするとテストの点数も上がる⁉　かもしれません。

香りが肌の再生に影響する

さて、話をティーローズエレメントに戻しましょう。

この成分にはストレス軽減やリラックス効果のほか、免疫力の向上、さらに、女性にうれしいスキンケア効果があることもわかってきました。

さまざまな実験によって、ティーローズエレメントが「皮膚バリア機能の回復力アップ」に影響することがはっきりしてきたのです。

皮膚にはもともと、古くなったり、傷ついたりした細胞を新しいものにする力（自己再生能力）があります。角質細胞が一定サイクルで生まれ変わるターンオーバーもその一つです。

また、転んで足を擦りむいたときも角質層の自己再生機能が働き、壊れた皮膚細胞を修復して元に戻ろうとします。

たとえば、皮膚の表面に小さく切ったセロテープを貼って、勢いよくはがすと、その部分が白っぽくなりますよね。これは皮膚が荒れた状態ですが、心身ともに健康な人であれば、そのまま放っておいてもおよそ3時間半で元に戻ることがわかっています。

ところが、内的なストレスがあるとそうはいきません。荒れた部分から皮膚を正常に保つための水分が失われ、なかなか元の状態に戻せなくなるのです。

そこで、ある実験でテープをはがした後、さらに内的ストレスがかかる状態をつくり、ティーローズエレメントの香りの「あり」「なし」で皮膚の再生する時間を比較してみました。

すると、香りを嗅いだグループと嗅がなかったグループとでは、歴然とした差が出たのです。香り「あり」は、回復力が明らかに高まっていました（統計学的に有意差95パーセント）。

　この実験から、ティーローズエレメントの香りで肌の状態が回復することのほかに、実生活ではずっと香りを嗅ぎ続けなくても、「ストレスを感じた」と思ってから嗅いでも効果が現れることがわかりました。

　現在ではこうした成果や研究を足がかりに、体の回復力を促進する新しい香り商品の開発も進められています。

皮膚バリア機能回復率の変化（20〜23歳女性16人）

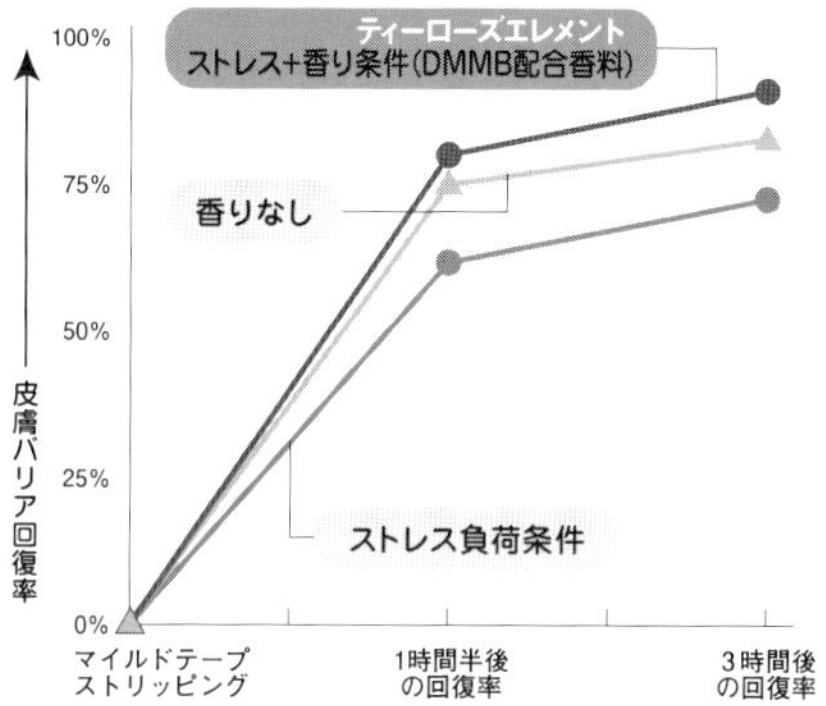

※DMMB：ジメトキシメチルベンゼン

ちなみに肌にまつわる効果としては、精神性ストレスのかゆみに対する鎮痒《ちんよう》効果も確認されています。

脳と肌はつながっている

では、なぜバラの香りで肌の状態が回復したのでしょうか。

ちょっと専門的な話になってしまいますが、皮膚の免疫を司る「ランゲルハンス細胞（免疫細胞）」についてお話ししましょう。

私たちの皮膚には肌の水分を保持したりするバリア機能があり、皮膚の表皮内にはランゲルハンス細胞が存在しています。

この細胞は皮膚内部の状況を脳へ伝えたり、外からの異物（汚れ・紫外線・温熱や寒冷など）の侵入を認識したりして、皮膚の正常な状態を保つセンサーの役割をしています。いわば皮膚にとっての頼もしいガードマンというわけです。また、ランゲルハンス細胞と脳につながる神経線維が皮膚細胞と接触していて、脳と肌のつながりに香りが大きな役割を果たすことがわかっています。

香りの成分が嗅覚を刺激すると、脳が知覚し、それが皮膚の末端まで影響する……。

つまり、脳にとって、バラの香りを嗅いだときの「心地よい」「うっとりする」というような喜ばしい感情が、皮膚へ好影響をもたらすのです。

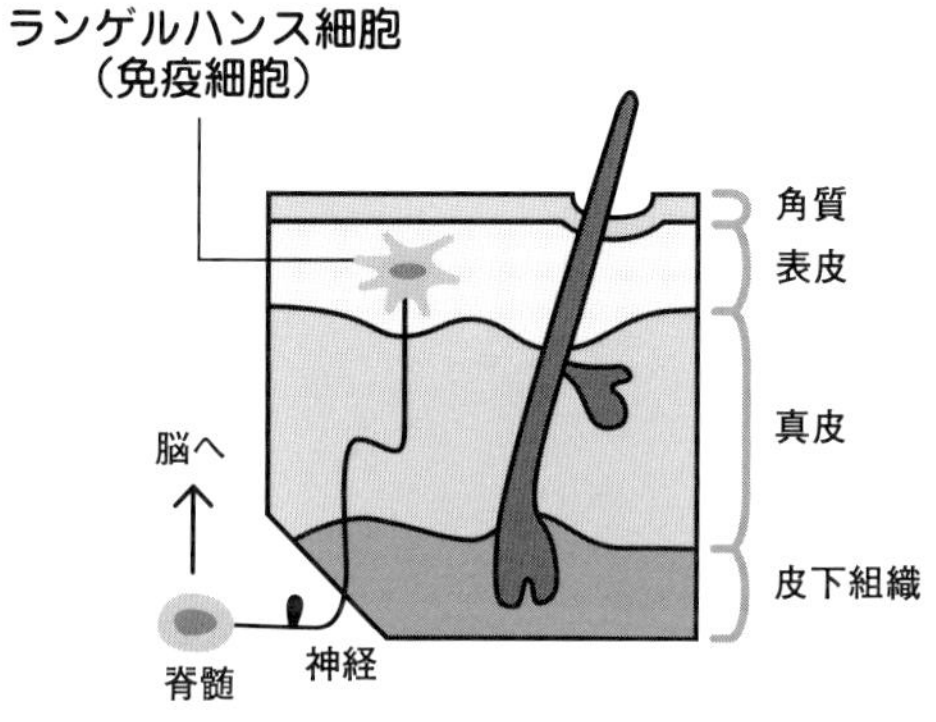

ストレスがたまると肌が荒れる＝「脳で受けた刺激が肌に影響を及ぼす」のであれば、脳にいい刺激を与えるほど肌のコンディションも改善するということ。

バラの豊かな香りが、美容の大敵と呼ばれるストレスを軽減するばかりか、皮膚バリア機能の回復を促し、皮膚を正常な状態に保ってくれるとしたら、女性にとってこれほど幸せなことはないのではないでしょうか。

朝起きて化粧のりが悪いと感じたら、それは内的ストレスが原因かもしれません。いくら口酸っぱく言っても子どもが勉強しないので、つい怒りすぎてしまった、主人の帰りが遅くて寝不足が続いている……。

そんなとき、バラの香りをまとってみると、肌にうれしい変化が起こるかもしれません。

Chapter

3

人はなぜ香りを求めるのか

恐竜は匂いで獲物を捕獲していた

ここで、ヒトの嗅覚の仕組み・メカニズムについて、これまでわかっていることを簡単に説明しましょう。

2004年、アメリカのリチャード・アクセル博士とリンダ・バック博士が、〝匂い〟の仕組みに関する嗅覚受容体の研究でノーベル生理学・医学賞を受賞しました。

彼らが発見したのは、鼻の奥のほうにある嗅粘膜の匂いセンサーです。さまざまな香りを受容する388種類のセンサーを突き止めることに成功したのです。

そのセンサーで嗅ぎ分けられる能力は、地球上にある40万種類といわれる匂いのうち、約1万種類ほどあることもわかりました。

東京医科歯科大学の新村芳人先生らが11年10月に行った「匂いの遺伝学」の講演資料によると、機能している嗅覚受容体遺伝子の数はヒトが396種類、オランウータンは333種類なのに対し、イヌは822種類、ウシは1152種類と、高等霊長類は他の哺乳類に比べて視覚型であり、嗅覚は退化したと報告されています。

もっと昔、恐竜の時代の生き物は、大きいもので10メートル以上、全長40メートル以上あったものもいるとみられていますが、視覚があまり発達していない代わりに嗅覚が非常に鋭く、匂いが動くことで獲物を捕獲していたという説が有力です。

彼らは目で追うのではなく、匂いで景色が見えていたのでしょう。元は人間も同じぐらいの嗅覚があったと推測されます。言語を持たなかった太古の昔は、生命を維持するために、敵・味方の区別や気象、危険の有無など、森羅万象を匂いで判断していたはずです。

また、1年のうち特定の時期になると、体から〝ある種の匂い（フェロモン)〟を発し、それを頼りに子孫を増やしていたとも考えられます。

それが言語を中心とした文明の発達とともに、〝匂いを嗅ぐ〟という原始的な感覚を使わなくなったことで機能が退化し、センサーの数も減ってしまったのでしょう。

ちなみに、匂いに対する感度は25〜34歳の年齢層が最も高く(特に女性)、その後、徐々に低下し、60歳を過ぎると著しく低下するといわれています。ところが、女性はその感度が100歳前後で再び上がるというのです。

嗅覚感度の年齢変化(男女別)

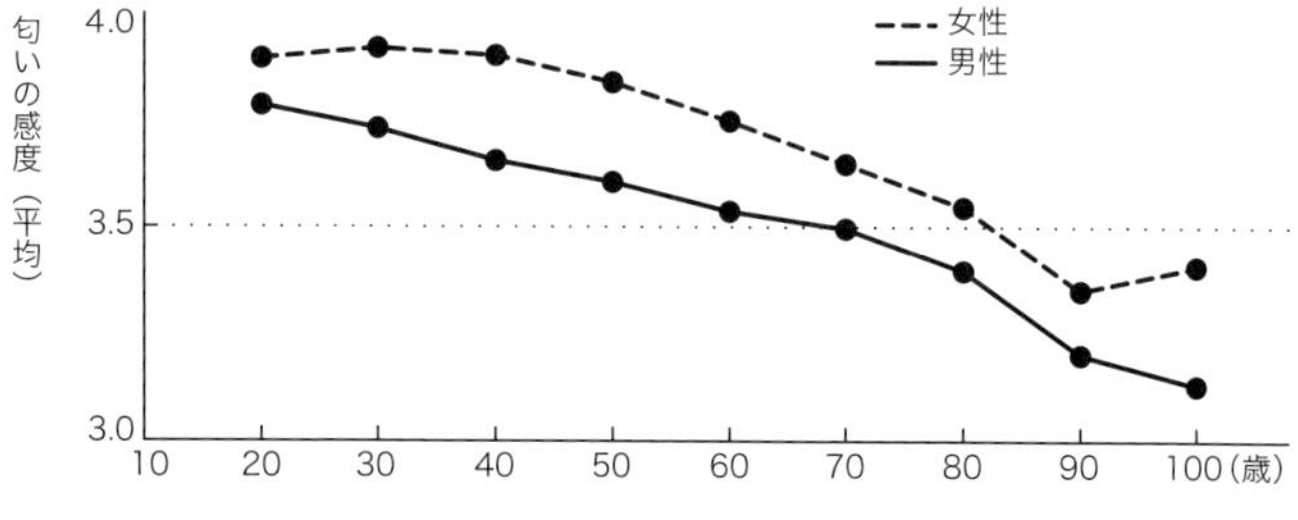

Modified from Wysocki, C.J. and Gilbert, A.N., Ann.N.Y.Acad.Sci., Vol.561, New York Academy of Science, New York,1989, 12.

もちろん個人差はありますが、１００歳といえば視力や聴力が大きく低下する年齢です。

その分、鼻の感度が上がるということかもしれませんが、嗅覚が生きる力になれば、ますます元気なお年寄りが増えるに違いありません。

ヘレン・ケラーは香りで人を判断した

ところで、偉人として知られるヘレン・ケラーは匂いで性格を嗅ぎ分けられた、という話を聞いたことはありますか？

ご存じのとおり、彼女は目が見えず、耳も聞こえず、話もできない三重苦でした。そこで嗅覚機能に頼らざるを得なくなり、その感度が飛躍的に高まったのだと思われますが、自分に近づく匂いでその人の職業や性格を当てたそうです。

「(人格の形成されていない)子どもの匂いは、やや面白くない。大人はそれぞれの個性があり、形成された人格の匂いが違っていて面白い」と語ったといいます。

匂いと性格の関係を科学的に証明することはできませんが、真っ暗闇で音のない世界では、立派な服を着て口当たりのいいスピーチをする政治家も、よからぬことを考えれば匂いでわかるといったところでしょうか。

ヘレン・ケラーのような優れた嗅覚をもってすれば、髪や衣服にわずかに残った職業の匂い――たとえば、パン屋さんのイースト菌の匂いや修理工の機械油の匂い、本屋さんの匂い、医者の薬品の匂いといった、普通ではなかなか気づかないものも判別がついた可能性は否定できません。

また、味覚のセンスがある人は嗅覚に優れた人が多く、レストランで出てきた料理の調味料、料理人の隠し味まで見抜き、その味を見事に再現してしまうといいます。

さらに、一流のパフューマー（調香師）は一般の人に比べて1000倍の嗅覚を持っていて、わずかな体臭から相手の体調や感情の起伏の変化を読み取るという話を耳にしたこともあります。

香りの成分が鼻腔の嗅粘膜にある受容体を刺激して脳が知覚し、物事を区別・判断できるとしたら、まさに〝鼻は脳の出先機関〟といえるのではないでしょうか。

環境が嗅覚を鍛える

このことをもう少し詳しくお話ししましょう。

香りの分子は嗅粘膜を経て電気信号に変換され、原始脳と呼ばれる大脳辺縁系に伝えられて、その一部である海馬《かいば》を経由して大脳新皮質へと送られます。

目で見たもの（視覚情報）、耳に聴こえたもの（聴覚情報）が直接、大脳新皮質に送られるのに対して、嗅覚情報だけが原始脳に行くのが特徴です。

その海馬がオペレーターの役割を果たし、大脳新皮質のさまざまな部位に刺激を送り込むことで、〝過去の記憶〟を呼び起こすといわれています。

皆さんは「プルースト効果」という言葉を知っていますか？

これは、マルセル・プルーストの代表作『失われた時を求めて』の文中で、主人公がマドレーヌを紅茶に浸し、その香りをきっかけとして幼年時代をまざまざと思い出すという描写をもとにしています。

かつての文豪が書いたこの不思議な現象が、今では科学的に解明されつつあります。先ほどのヘレン・ケラーも香りと記憶を細密に結びつけることで、自分にとっての好き・嫌いを判断していたのかもしれません。

では、ヘレン・ケラーのように香りを感じる器官を発達させるには、どうすればいいのでしょうか？

それには、〝よい香りの体験〟を数多く踏むことが大切です。

幼いころからクラシック音楽を聴き、名画や美術品に触れる機会が多ければ、それだけ美しいものに対するセンスが磨かれるように、〝美しい香り〟を無意識的に記憶していることが重要だと私は思います。

たとえバラの香りがどれほど美しくとも、バラの花を知らなければ、脳がその香りにうっとりすることはないでしょう。アフリカのある部族の人たちにバラを見せたところ、匂いを嗅ぎ、むしゃむしゃ食べ始めたといいます。彼らは、バラは観賞するものだということを知らなかったのです。

つまりは、バラを含めた植物の文化や歴史、そして環境が、その人の嗅覚を育てる＝嗅覚は鍛えれば鋭くなるということです。

今、子育て中の方がいれば、家の中をできるだけ美しい香りでいっぱいに。また、お子さんを自然の中に連れ出し、青々した草の香り、湿度を感じる森の香り、甘い花の香り、土の香り、雨の香りなど、豊かな香りの記憶をたくさんつくっていただきたいと思います。

個々の感性を科学的に突き止めることはできませんが、少なくとも、香りの体験によって五感が磨かれ、バラの香りの効果もより実感できるのではないでしょうか。

Chapter 4

バラの香りを科学する

バラの香りの効用

バラの香水を出していない化粧品会社はないといえるほど、香水のテーマとしてのバラの存在は大きいものです。香料としてのバラも重要で、香水をつくる際に微量でもバラの香りを混ぜることによって、香り全体の深みやコクが増し、完成度を高めてくれます。

バラの香りは、そうした経験的な香水の調香技術として使われる一方、洋の東西を問わず、心と体の両面を癒やす効果があると伝承されてきました。

バラの香りを嗅ぐことによって人間の生理・心理に作用し、よい影響を与えることが知られています。これをアロマコロジー（aroma＋physio-psychology＝芳香の生理心理学）といい、香りが人の心身の状態にどのような影響を与えるか、科学的な解明が行われています。

Chapter 2でも紹介しましたが、具体的には、意識水準の鎮静効果をはじめ、ストレスの軽減、免疫力の向上、睡眠時間への好影響、自律神経失調の回復、皮膚バリア機能の回復（スキンケア効果）などが科学的データによって実証されつつあります。

最も大きな効用は、私たちが本来持っている「ホメオスタシス」を正常に作用させることです。

ホメオスタシスとは、端的にいえば「心と体の健康維持システム」のことで、健康のベストな状態を常に維持していこうとする心身の働きのことです。たとえば、あなたのベストな体温が36℃であれば、ジョギングなどの運動をして体温が37℃になったとき、自動的に汗口（汗腺）が開き、汗が出てきて体温を下げる働きをします。逆に下がりすぎたら、今度は汗口を閉じて体を震わせ、熱を生み出して36℃に戻すように体が自動的に調節してくれるのです。

この機能は、自律神経、免疫系、内分泌系と密接に結びついていて、バラの香りがこれらの維持・回復に深くかかわっていることが実証されています。

少し専門的になりますが、自律神経でいえば、バラの香りを嗅いだときと、そうでないときの心拍数や血圧を測定することによって、体の緊張や興奮状態、リラックス状態を評価することもできます。

免疫系では、分泌型免疫グロブリンAや免疫細胞活性を測定することにより、ストレスなどに起因する免疫系の変調を調べることもできます。あるいは、脳波をとって脳の活動状態を評価することもできます。

アロマコロジーとは、香りで脳が刺激されたとき、人間の心身に及ぼす効果を解明する科学なのです。

アロマセラピーとアロマコロジーの違い

では、皆さんがよく耳にする「アロマセラピー」と「アロマコロジー」は、何が違うのでしょうか？

アロマセラピーは〝芳香療法〟ともいわれています。天然の植物が持つ薬効成分を抽出し、その精油を希釈して体をトリートメント・マッサージ（経皮吸収）したり、内服したり、吸入したりして、香りのエッセンスを直接体内に入れることによって血流やリンパの流れをよくし、心身のバランスを保ちながら健康維持・増進をしようという、いにしえからの伝承療法であり、一つの医学的な分野として発展してきたものです。

ヨーロッパでは日本の家庭薬として使われる漢方のように扱われ、その中で経験的に用法が積み上げられてきました。

特にバラの精油は鎮静効果が高く、毒性は最も低いとされ、芳香浴やアロマランプで吸入するなど使用方法もさまざまです。

また、アロマセラピーでは100パーセント天然の精油を使うのが特徴で、薬用バラの代表的なものとしては、紀元前1400年ごろから栽培されている南部ヨーロッパの代表的な野生種であるロサ・ガリカ、ブルガリアやトルコ、モロッコのロサ・ダマスセナ、南フランスで栽培されているロサ・センティフォリアなどが挙げられます。

香料として優れている品種がそのまま薬用に用いられるケースも多く、東洋でもロサ・ムルチフローラ（ノイバラ）やロサ・ルゴサ（ハマナシ）などが古くから薬用として用いられてきました。

アロマセラピーの唯一の問題は、直接、体に塗布・服用した際、ときに副作用を伴う場合があることです。中にはアレルギーなどによって肌荒れを起こすなど、精油によっては塗布を避けなければならないものもあります。

これに対してアロマコロジーは、天然精油だけでなく合成香料も使いますが、擦り込むような塗布や服用はせずに〝香りを嗅ぐ〟のが基本です。そのため、副作用なしで、私たちが本来持っている自然治癒力をパワーアップさせることにつながると考えられています。

香りがもたらす生理・心理効果を研究し、心身をコントロールするためのフレグランスの開発なども行われています。おしゃれ用の香水とは別に、リ

アロマセラピーとアロマコロジー

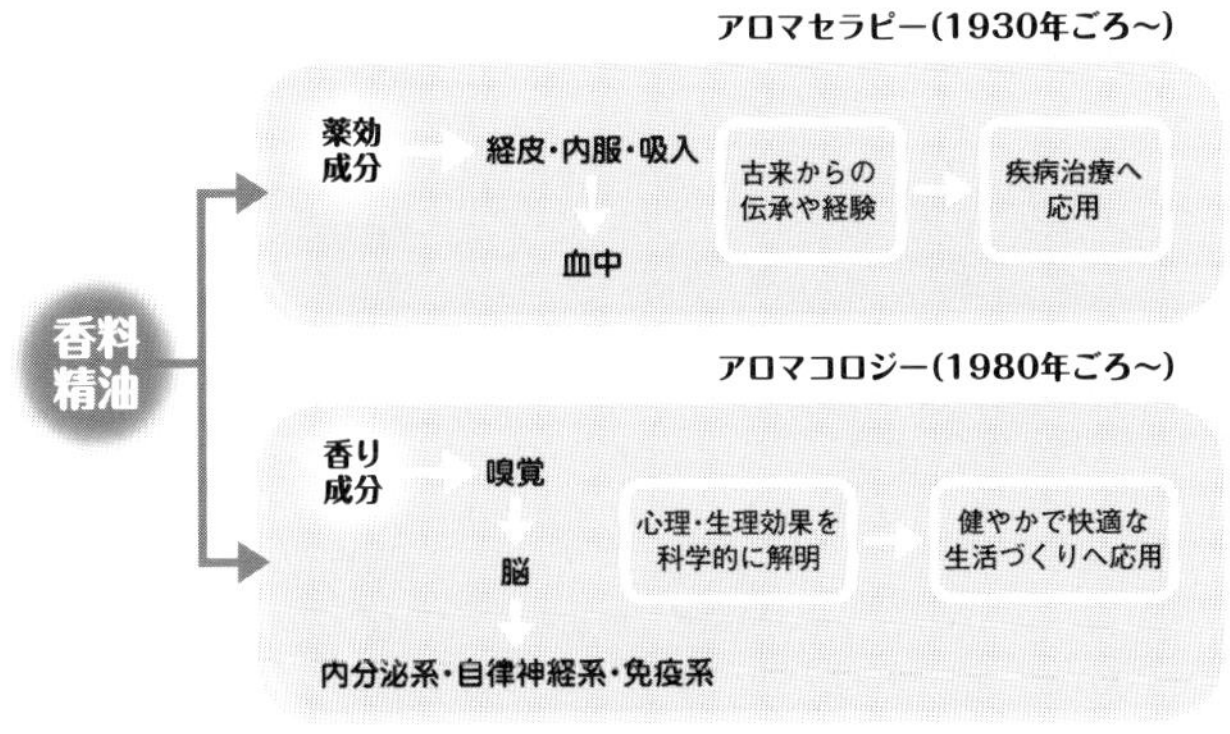

アロマコロジー効果の評価方法

1 心理質問紙	**香りの印象**や、香りを嗅いだときの**気分の変化**を測定することにより、快適性やリラックス感などの心理状態を評価。
2 脳機能	**自発脳波**：閉眼安静時に出現するα波、活動時のβ波、睡眠時のθ波、δ波などの脳波を測定することにより、脳の活動状態を評価することができる。 **事象関連電位(CNV)**：眠気や目が覚めた状態など、意識の覚醒水準を評価することができる。 **脳磁図、PET**：その時点で活動している脳の部位を調べることができる。
3 自律神経系	**心拍数**や**血圧**などを測定することにより、体の緊張、興奮状態や休息、リラックス状態を評価することができる。
4 内分泌系	**コルチゾール**や**カテコールアミン**濃度を測定することにより、ストレスや緊張状態を評価することができる。
5 免疫系	**分泌型免疫グロブリンA**や**免疫細胞活性**を評価することにより、ストレスなどに起因する免疫系の変調を評価することができる。

ラックス効果の高いティーローズエレメントを入れたフレグランスなど、より機能的で、目的別のアロマコロジー専用香料も存在します。

香りの捕集方法と分析方法

バラの香りはとても複雑です。香料としての価値が高いことはもちろん、文化や歴史に深いかかわりがあることなどにより、世界の香料科学者にとって、バラの香りは興味深く魅力ある研究対象となっています。

では、その香りをどうやって捕まえ、どのように分析するのか、ここでできるだけ簡単に説明します。

バラの香りの分析のためには、まず花弁の表面から香り立つ香気を集めなければなりません。

初めに、花や葯《やく》（雄しべ）が新鮮で、香りのよい状態の花を選びます。香りがベストなのは半開花の状態です。また、一日のうちでは早朝が最も香り高い時間帯ですので、この時間に採取します。このときのバラの香りは、新鮮さや華やかさ、美しさをバランスよく発散させています。

次に、どのように香りを捕集するのか、「ヘッドスペース法」について説明しましょう。

【ヘッドスペース法による香りの捕集】

①対象となるバラを見つけたら、バラの中心付近の花びらにクリップをつけます。

②次に、ツイスター（Twister）と呼ばれる香りの吸着器具をクリップに取りつけます。

③花全体をラップフィルムで覆い、自然に揮発する香りを閉じ込め、ツイス

ターに吸着させることで捕集します。

④1時間後にツイスターを回収し、GC／MS（ガスクロマトグラフィー／マススペクトロメトリー）と呼ぶ分析装置にかけて、香気成分を解析します。

ツイスターは、香気成分などの有機化合物を吸着させるために開発された合成樹脂（PDMS／ポリジメチルシロキサン）チューブを、マグネット鉄芯を内包したガラス筒の外側に装着させたものです。内部のマグネットはクリップにつけるためで、全体の長さはわずか1センチです。

これを萼や花弁に直接触れないようにピンセットで注意深く取りつけ、ラップフィルムで香りを閉じ込めることにより、まさに生きているバラの香りが捕集できるのです。

ちなみに、花弁を摘んできて香りを捕集することもできますが、摘んだ切り口から余計な香り成分も出てきてしまうため、〝生きた花を傷つけない〟ことがとても大切なのです。

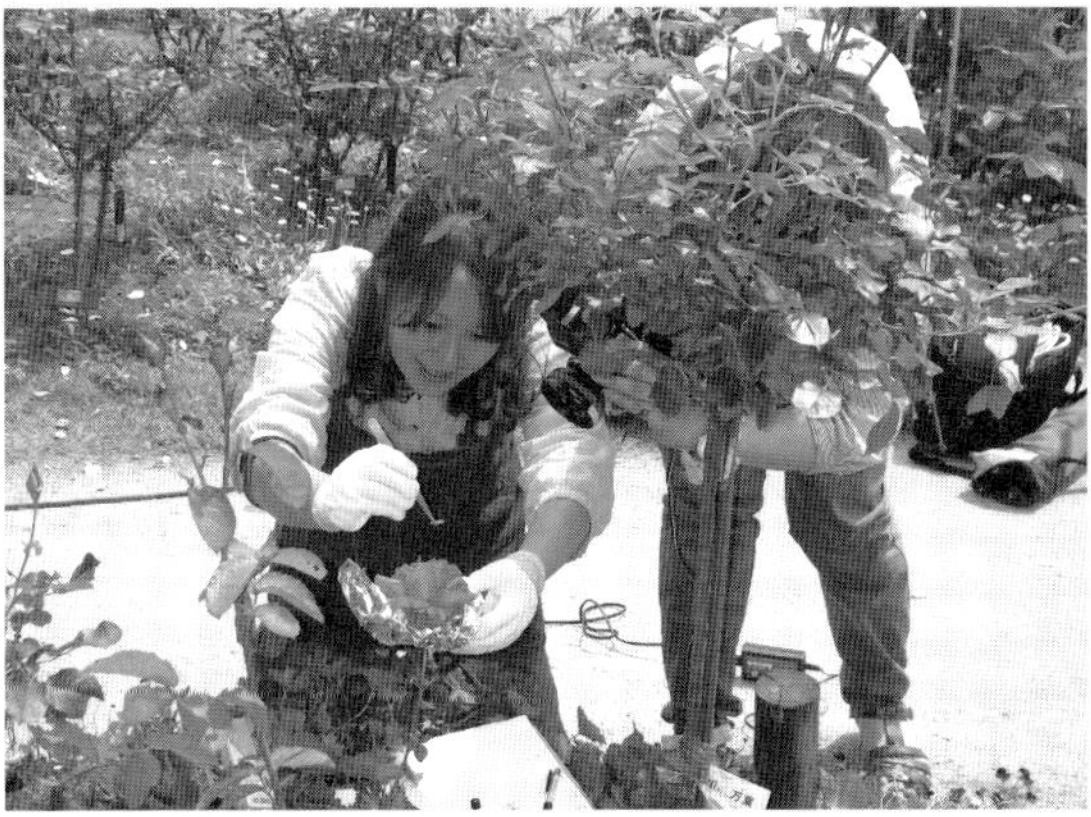

香気成分の捕集の様子

香気成分(ヘッドスペース成分)の捕集

SPME法 : Solid Phase Micro Extraction
[固相“微量”抽出 : 気体／液体成分を吸着・抽出]

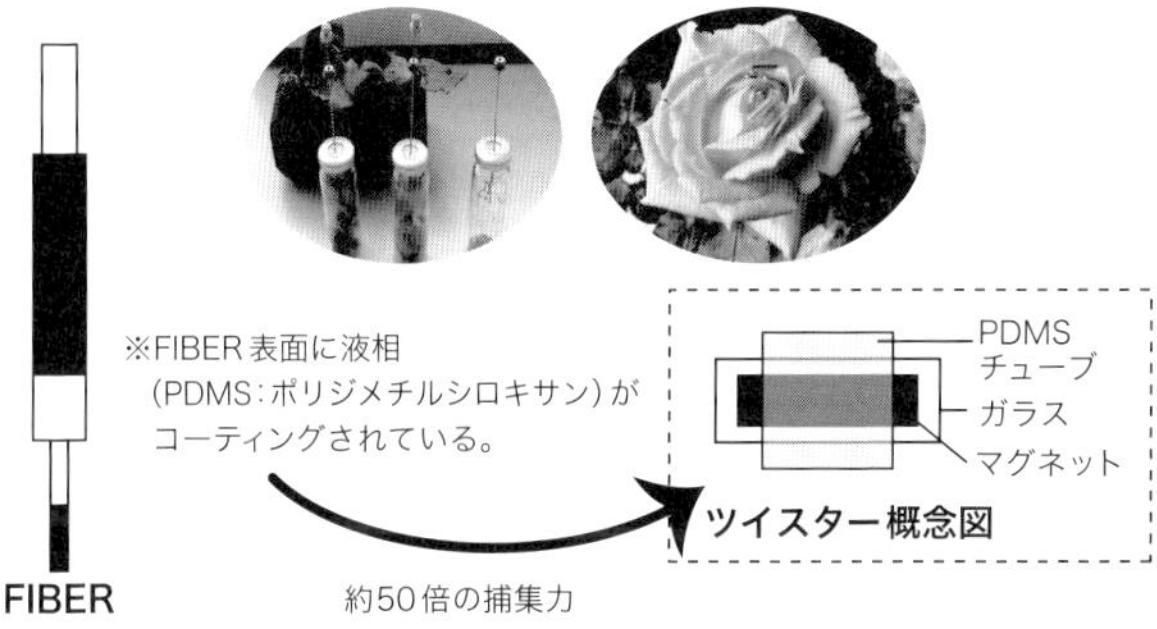

さて、これで香気成分の捕集は終わり。いよいよ分析に入ります。

GC／MS（ガス／マス）のGCは〝ガスクロ〟と呼ばれ、捕集した香気成分を加熱脱着させ、昇温機能付きの恒温槽の中に設置したキャピラリーカラムと呼ばれる特別な細管内に導入し1時間ほど通すことで、沸点や極性の違いから成分ごとに分けていきます。

そして、分けた成分の一部を同時に装置の外に導いて、経験豊富なパフューマー（調香師）が嗅覚評価を行います。これは、微量成分でも強い匂いはないか、あるいは、そのバラにとって重要な匂いかどうかを人間が判断するためです。それに対してMS（マス）は、分けられた成分がどのような分子構造なのか、質量数（分子量）や特徴的なMSデータ（マスフラグメントともいう）から推察・決定していきます。これは、直結する専用コンピューターの仕事です。

つまり、このGC／MSと人間の嗅覚がなければ、バラの成分は特定できないのです。

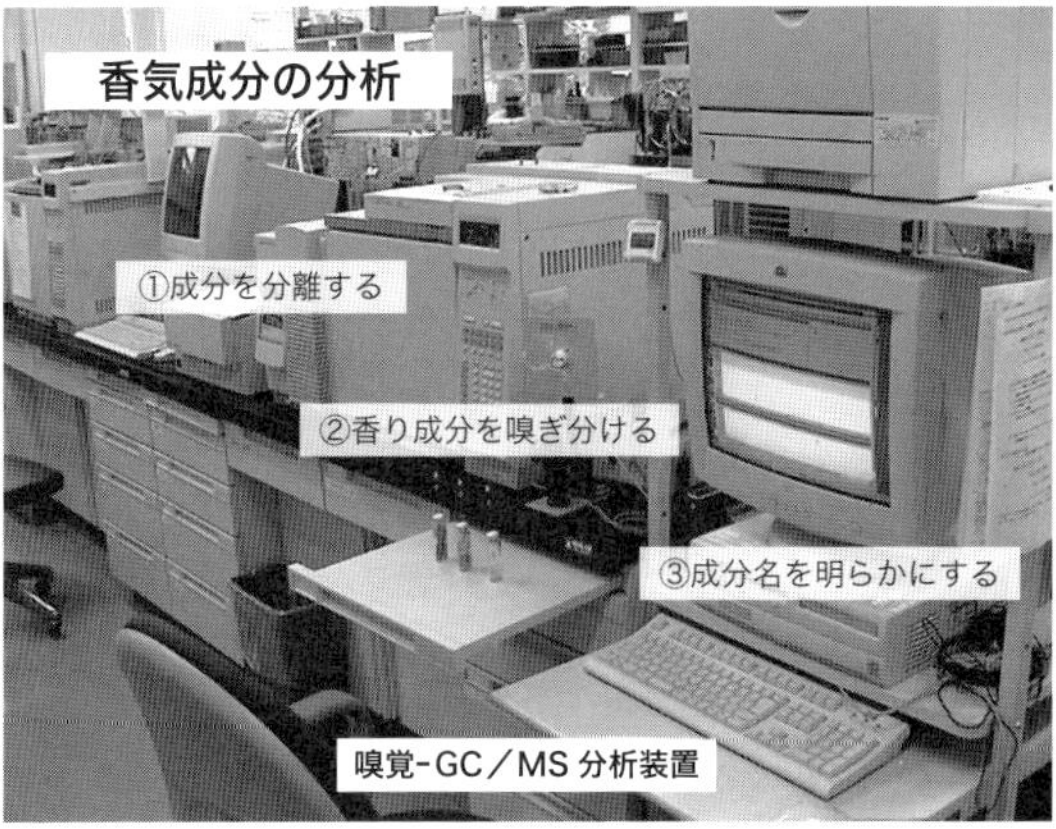

薫乃《かおるの》の香気成分データ

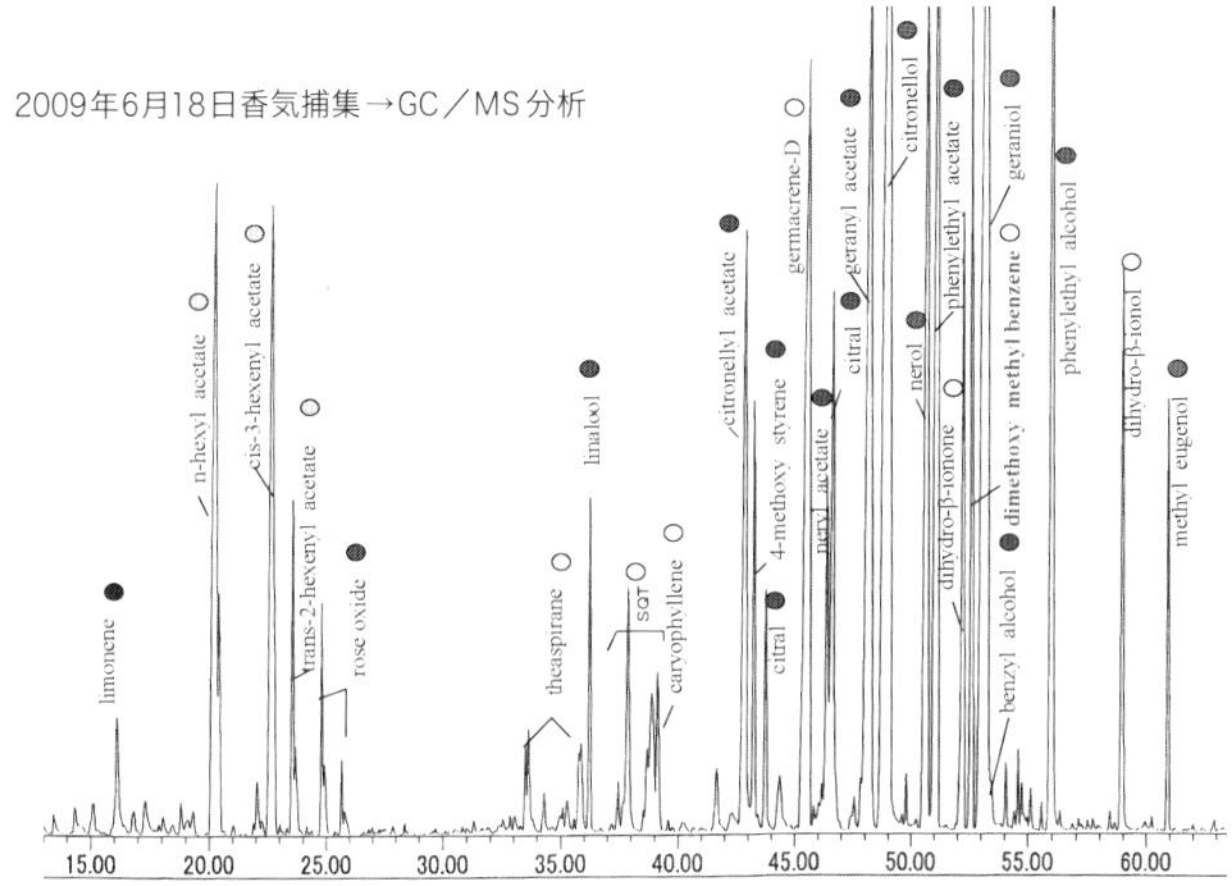

それをグラフとして表したのが前ページの図です。これを見ると、時間の経過（横軸）に対してさまざまな成分が揮発していることがわかります。

このピーク（山）が高いほど、その香りの成分量（揮発量）が多いことを表しています。各ピークの面積値を量と捉え、香り全体を100パーセントとして、どの成分が何パーセントを占めているのか自動的に記録することができます。

未知の香りを求めて

こうしたバラの香りの分析によってこれまで確認された主なバラの香気成分は、蒸留や溶剤抽出成分を含め540種類ほど。

ただし、科学分析で難しいのは、揮発量の多い成分が必ずしもバラの香りの中で重要だとは限らない点です。

ひょっとすると、ほとんど波の形をなさないような微量な揮発成分が、そのバラに欠かせない〝特徴的な香り〟を表す場合があるのです。

つまり、このデータはあくまで各成分の量（パーセント）を表しているのであって、香りの強さや質を表しているわけではない＝「人の嗅覚とGC／MSは必ずしも一致しない」ということです。

そのため、香りを分析する際には、機械に加えて人間による「嗅覚（官能）評価」が必要になってくるのです。

このことを言い換えると、香りの研究を進めるうえでは、微量な成分もおろそかにできないということになります。そこに、多くの人が求める〝未知の香り〟が潜んでいる可能性があるからです。

実際、GC／MSには10万種類ほどの香りを含む成分のライブラリーがあるのですが、それだけ膨大なデータがありながら、なお一致しない成分に巡り合うことがあります。

その一つが、これまでお話ししてきたジメトキシメチルベンゼン、すなわち、モダンローズのほとんどに含まれているティーローズエレメントでした。

余談ですが、１９８６年、当時の皇太子殿下（現・平成天皇）が資生堂研究所をご視察されたとき、ティーローズエレメントの発見についてご報告する機会がありました。

「私たちはモダンローズを栽培し、花を摘み、香料を抽出し、成分の分析を行った結果、『ジメトキシメチルベンゼン』を発見しました。これは、香水などに使われる天然のバラ精油には含まれていないものです」

すると、これをお聞きになった殿下は興味を示され、

「ジメトキシメチルベンゼンは、どの系統からきているのですか？　ロサ・ムルチフローラなどにこの成分は入っていませんか？」と、バラの系統に関する専門的な質問をされました。

そのご質問には、当時の私の上司が、

「ジメトキシメチルベンゼンは、中国のロサ・ギガンティアがこの成分の源になっていて、日本の原種バラには含まれておりません」とお答えしたのですが、殿下のご見識の広さに敬服した記憶があります。

また、すでにお亡くなりになりましたが、秩父宮勢津子妃殿下はバラ好きで知られ、「バラの宮様」と呼ばれていらっしゃいました。鈴木省三さんらと赤坂御所を訪れてバラの香りについてお話しさせていただいた際、15分の会見予定が1時間にも及んだこともありました。

皇族の方々はご自分のバラ園をお持ちだと聞いていますし、バラの専門的なことを本当によくご存じです。

勢津子妃殿下に捧げられたプリンセス・チチブ（イギリス）をはじめ、プリンセス・ミチコ、エンプレス・ミチコ（ともにイギリス）、プリンセス・アイコ（日本）など、皇族の方々にちなんで名づけられたバラも多く存在します。

新しい香りの開発

新しい香りを開発するとき、私はパフューマーとともにバラ園へ出かけ、まずは嗅覚評価（感性）でいくつかのバラ品種を選び、それを分析機にかけて科学的に香りを評価（データ化）します。

次に、解析した香りの組成をもとに、その香りをできる限り忠実に再現します。ここまでが、私の主たる役割です。そこから先はパフューマーの経験と感性によって、美しい香りへと完成度を高めるために、さらに調香を重ねていきます。

香り再現処方から基本となり得る骨格を再抽出し、手元にある香料パレットからふさわしい香料を加えて試作を繰り返します。このとき、国際的な香料の安全性基準や蓄積している安定性情報などにも十分配慮します。

最終処方は、バラが産生する香りの妙や美しさと、人の知識の融合した複雑系であっても、調香された香りがハーモナイズして、より洗練された自然らしさや個性があふれ出ていることが理想です。「美しい香り」の捉え方は人それぞれですが、私は次の3つだと思っています。

①その香りが漂っていても邪魔にならず、心地よいと感じられること

②適度な強さや広がりがあること

③上品さや華やかさがあり、濁りのないこと

この状態はまさに、バラがつぼみから半開花へと向かう時期の香りと重なります。そこにパフューマーのセンスや経験、技術がプラスされ、さらに美しい香りへと磨きがかけられ、〝香りの作品〟として仕上がるのです。

皆さんの中には、「香りに科学が必要なの？」と思われる方がいらっしゃるかもしれません。確かに、科学的根拠がなくても香りの作品をつくることができます。

たとえば、有名な「シャネル No.5」などは、感性のみでつくられています。

フランスの天才パフューマーと呼ばれたエルネスト・ボー氏によって1920年に生まれたこの香水は、バラとジャスミンが絶妙なバランスで配合され、その香りに触れればすぐに「シャネル No.5」とわかるほど。深く甘い香りで世界中の女性をとりこにしました。

調香には繊細な感性が必要で、Aという香りの成分とBという香りの成分を合わせても必ずしも「A＋B」にはならず、「C」という全く質の違う香りになってしまうことがあるのです。また、同じ成分を100分の1、1000分の1と薄めていくと香りの質が変わり、みずみずしい甘さが粉っぽい甘さに変化してしまうこともあります。

その反対で、もともと糞臭のような香りを持った成分でも、ある成分と合わせることで非常にセクシュアルな香りに変化することもあり、香りの全体を予想することは非常に困難です。

ボー氏のように、こうした香りの妙を使いこなすことができるパフューマーは現代ではごくわずか。品質の安定や安全性の問題もあり、科学を活用することが常識になりつつあります。もちろん、このような背景だけにとどまらず、これまでにない香料素材や斬新な配合処方を組み上げることなどで、香り作品のレベルが上がることになる——と私は考えています。

パフューマリー・ケミストとは

個性を演出するうえで欠かせない〝香り〟の源泉。香りをつくる技術には、感性だけでなく、科学の力が必要です。香りの科学者といったら大げさかもしれませんが、パフューマリー・ケミストとは、育種家とパフューマーの間に立ち、より科学的な立場からバラの香りの表現を追求し、香りの作品の可能性を限りなく広げるのが役割といえます。

そのために、私はこれまで40年以上にわたって1000種類をこえるバラの香りの要素を研究し、５００以上の香り成分を解析してきました。

さらに、解析された香りの組成をもとにそれを科学的に再現し、パフューマーが香りの作品の完成度を高めるためのアドバイスをしてきました。

バラの香りの成分分析に始まり、その香りの再現、特徴的な香りの分類、香りの視覚化、さらには科学的な見地からバラの香りを歴史的に俯瞰するといったことまで、あくなき探求が続きます。

ただし、パフューマリー・ケミストという肩書は現在のところ、おそらく私一人しかいません。だからといって、私が特別なのではありません。さまざまな人との出会いや経験によって、分析の専門家という立場から役割が広がり、誰もやってこなかった分野に足を踏み入れることになったのです。

それでも、私の根幹にあるものは単純です。今までも、これからも、バラの香りの表現を追求すること。そして、そこから生まれた香りによって癒やされ、自分らしさを取り戻す方が一人でも増えてくれたら、香りの科学者としてこれほど幸せなことはありません。

Chapter

5

バラの香りの系譜

野生バラからモダンローズへ

フランスの園芸家アンドレ・デュポンは、それまで自然交雑や枝変わりに頼っていたバラの育種を、初めて人工交配によってつくり出した人物です。

彼はその功績により、ナポレオン皇帝の最初の妃で無類のバラ好きとして知られるジョゼフィーヌから、「最初のバラづくり」の称号を与えられています。

デュポンが発明した交配技術の手法によって新種づくりは活発化し、1867年にはフランスのバラ育種家であるギヨー・フィスによって、〝ラ・フランス〟という品種が誕生しました。

これは、オールドローズとして発展したハイブリッド・パペチュアル・ローズとティー・ローズを交配した「ハイブリッド・ティー・ローズ」の第1号で、モダンローズ（現代バラ）の幕開けとなった初めての四季咲き性品種です。

モダンローズは、甘いゴージャスなダマスク系の香り（西アジア、中・南部ヨーロッパの野生バラ）と、紅茶に似た上品で優雅なティー系の香り（中国西南部の野生バラ）――大きく分けて2系統の香りからなっています。

ダマスク系とティー系の2系統の品種の祖先（原種・原種交雑種およびその系統種）の中でも、次に挙げる8種類の香りが特に重要と考えられています。

〝ロサ〟と名前がついているバラは野生種（原種）で、現在2万数千種類が栽培されているといわれるモダンローズはすべて、これら野生バラの交配を重ねてつくられたものです。

野生種（原種）8種類の香りと起源

ロサ・ガリカ(Rosa gallica) ガリカ系(Gallica)

・華やかでコクのある強い香り。

・小アジア、南部ヨーロッパ、コーカサス原産で、ヨーロッパにおける園芸種の祖先と考えられている。花は赤色から濃桃色で、一重、半八重咲き。古くから薬用にされた品種であり、ガリカ系はいずれも華やかな甘さの強い品種が多い。

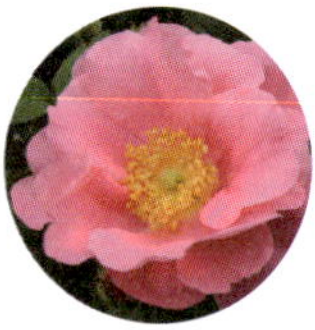

Rosa gallica officinalis

ロサ・フェニキア(Rosa phoenicia)

・華やかな甘さとシトラスノートがミックスし、フルーティな部分もある。

・小アジア原産。現在のトルコを中心に、その近隣にかけて自生地域があったとされる。白色。一重。葯《やく》にも匂いがあるが、ほとんどは花弁の香りが移ったものである。

Rosa phoenicia

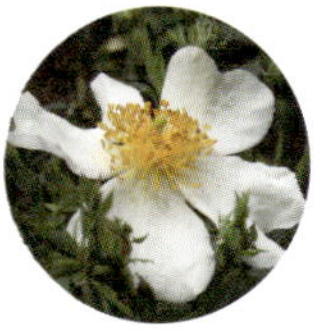

ロサ・ダマスセナ (Rosa damascena)
ダマスク系 (Damask)

・強い甘さの中にラズベリー、ピーチ様のフルーティな香りがある。

・小アジア原産。ロサ・ガリカとロサ・フェニキアの交雑によるロサ・ダマスセナは、香料用として改良されブルガリアやトルコなどで採油されている。ロサ・モスカータの交雑によるオータム・ダマスクとともに、16世紀にヨーロッパに紹介され園芸種の基礎になったとされる。

Rosa damascena

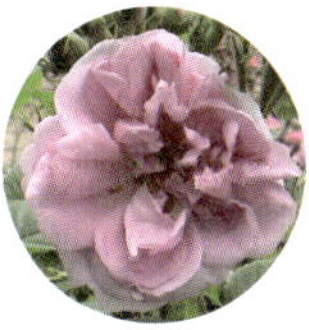

ロサ・アルバ (Rosa alba)
アルバ系 (Alba)

・ロサ・ダマスセナと類似の香気を持つが、花ロウ由来のワキシーな香りがやや強い。

・ロサ・ダマスセナとロサ・カニナとの自然交雑種とされる。薄い桃色から白色。半八重から八重。ブルガリアではロサ・ダマスセナの収穫後、やや高地で咲き始め、精油を採ることもある。

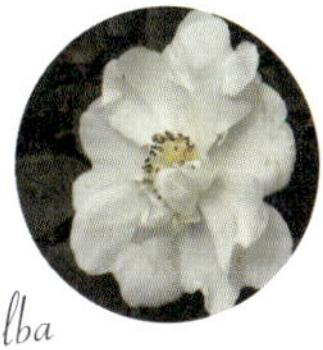

Rosa alba

ロサ・センティフォリア (Rosa centifolia)
センティフォリア系 (Centifolia)

・ダマスク香が強く、香りに重厚感がある。

・オータム・ダマスクとロサ・アルバとの交雑種とされ、コーカサスやマケドニアが原産。淡紅から桃色。フランスのグラースやモロッコで栽培され、採油されている。最初の園芸種ともいわれ、花托《かたく》にコケのようなとげのあるモス・ローズなどの変種もある。

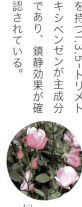

Rosa centifolia

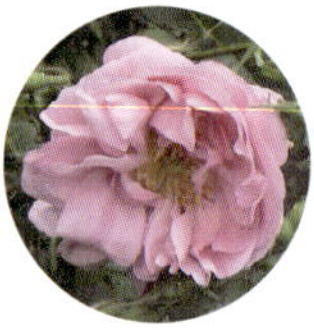

ロサ・シネンシス (Rosa chinensis)
チャイナ系 (China)

・ダマスク香とは大きく異なっており、全般的には新鮮なグリーン・バイオレットの香りに、ソフトで上品な甘さを持っている。

・中国原産。庚申バラ、長春バラ、月季花などの名前があり、四季咲き性を持つことが特徴。シネンシスには多くの品種、変種がある。最も古い品種の一つであるシネンシス・スポンタニアは、ティーローズエレメントと近似の構造を持つ1,3,5-トリメトキシベンゼンが主成分であり、鎮静効果が確認されている。

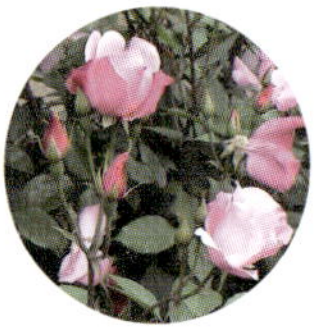

Rosa chinensis

ロサ・ギガンティア (Rosa gigantea)

・バイオレットと紅茶様のソフトな快い香り。

・"大花香水月季"と訳され、白色からクリーム黄色で中国原産。グリーンノートとややフェノリック（薬品的な香り）なスパイシー・パウダリーが強く、バイオレット・ウッディー調が加味された特徴ある香りを持つ。形態的にやや異なる2種類が確認されているが、いずれも1,3-ジメトキシ-5-メチルベンゼンが主香気成分である。ほかに、イオノン化合物やセスキテルペン炭化水素がやや多い特徴を持つ。ロサ・シネンシスとの交配よるチャイナ系は19世紀初めにイギリスへ導入され、四季咲き性現代バラ（モダンローズ）の礎となった（私・蓬田は、「香りの皇后」と位置づけている）。

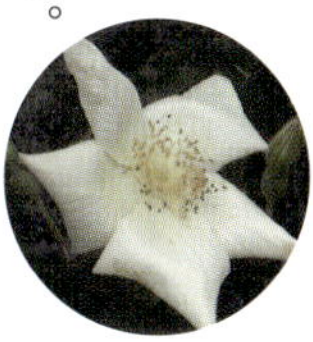

Rosa gigantea

ロサ・モスカータ (Rosa moschata)

・パウダリーでスパイシーのやや強いダマスク・スウィートの香り。

・南ヨーロッパ、北アフリカ原産。白色。一重で房咲き。麝香《じゃこう》バラと訳されるが、スパイシーノートがやや強いダマスク系の香りであり、フェニルエチルアルコールが主成分。いろいろなタイプがあり、典型種としては確認されていない。

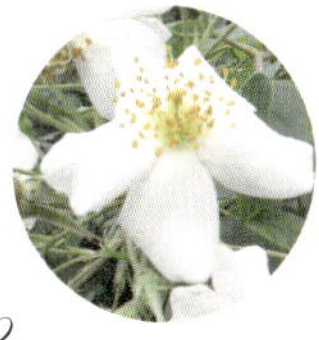

Rosa moschata

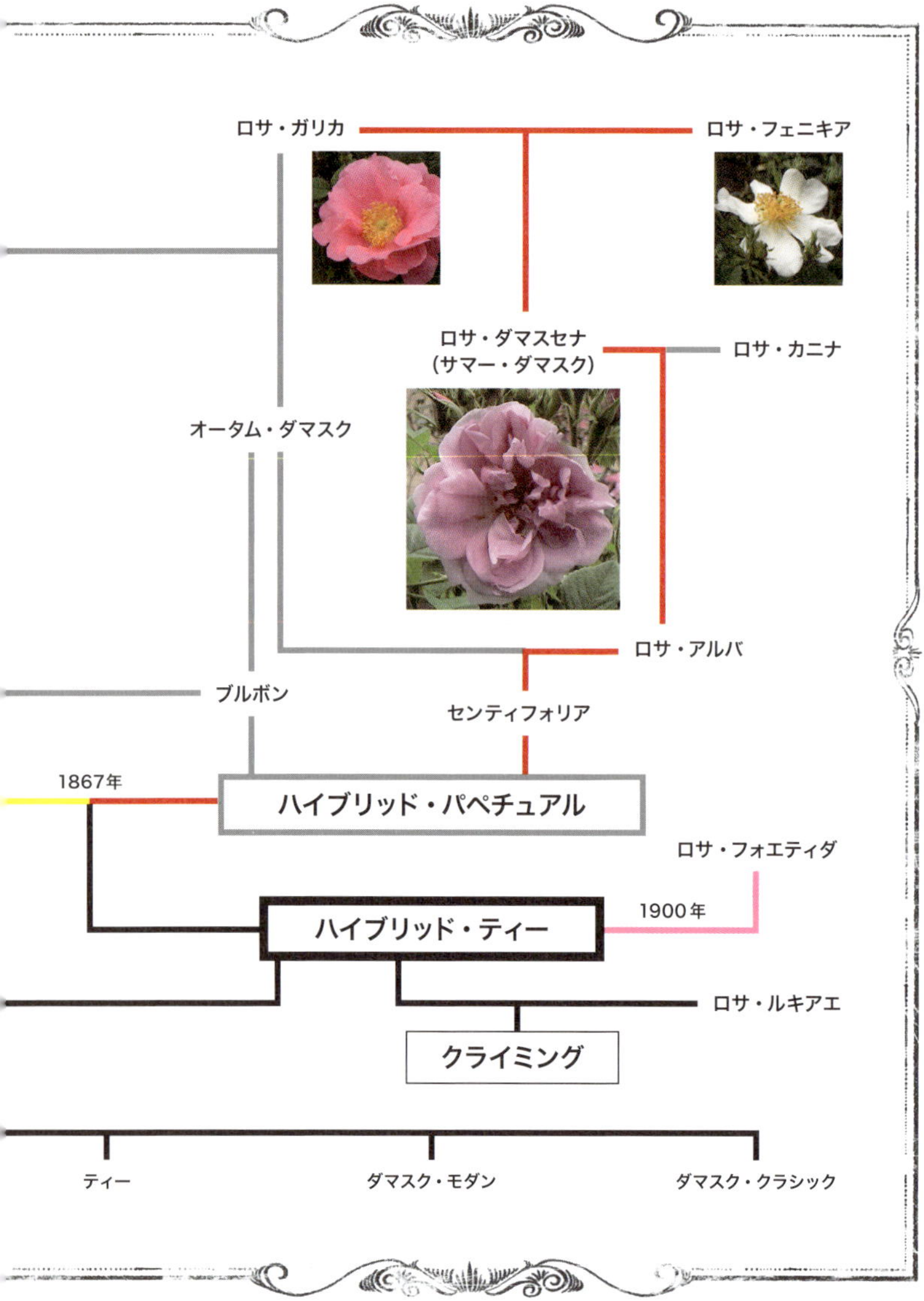
ロサ・ガリカ
ロサ・フェニキア
ロサ・ダマスセナ
(サマー・ダマスク)
ロサ・カニナ
オータム・ダマスク
ロサ・アルバ
ブルボン
センティフォリア
1867年
ハイブリッド・パペチュアル
ロサ・フォエティダ
1900年
ハイブリッド・ティー
ロサ・ルキアエ
クライミング
ティー
ダマスク・モダン
ダマスク・クラシック

バラの香りの系譜図

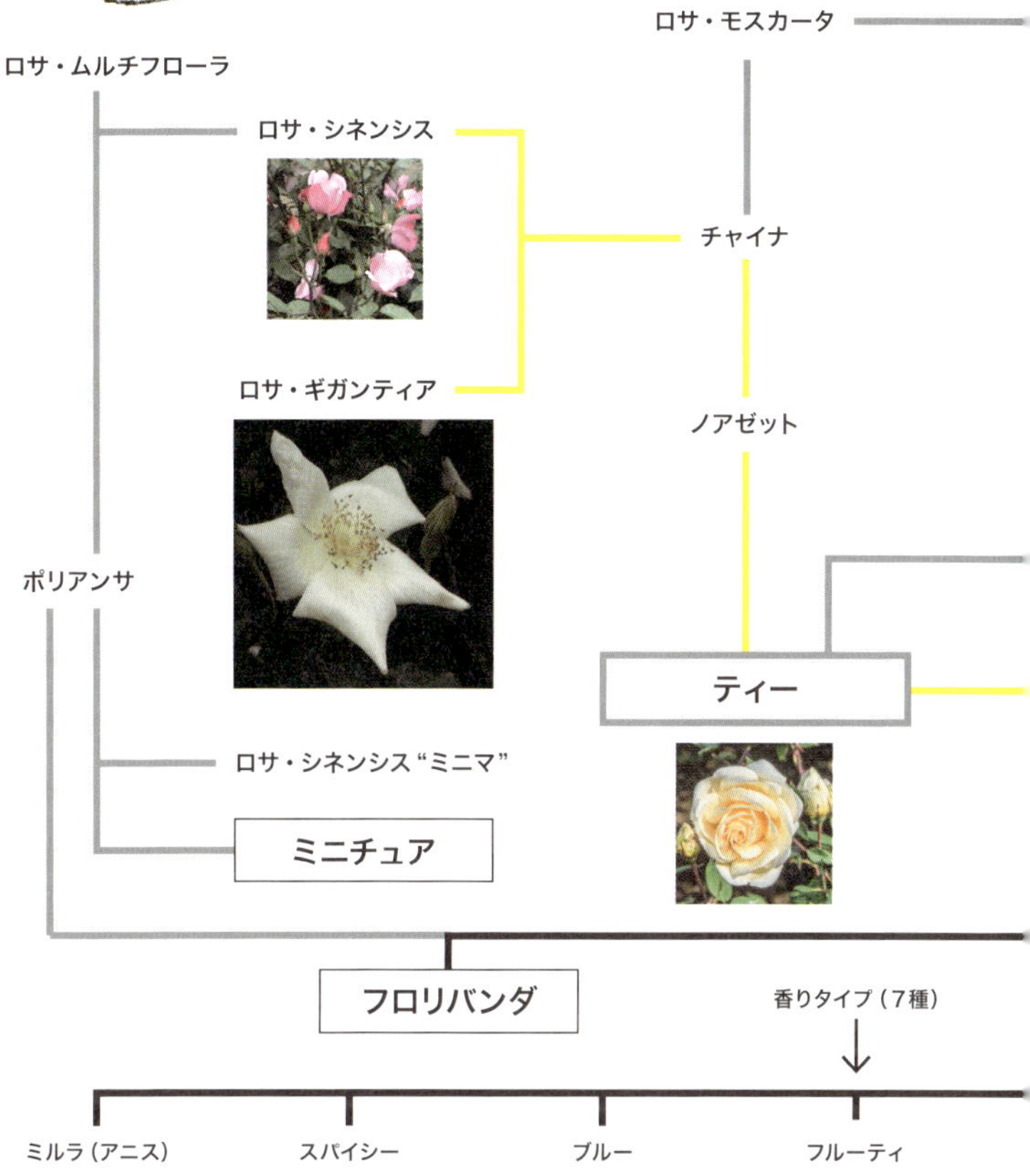

ロサ・モスカータ
ロサ・ムルチフローラ
ロサ・シネンシス
チャイナ
ロサ・ギガンティア
ノアゼット
ポリアンサ
ティー
ロサ・シネンシス“ミニマ”
ミニチュア
フロリバンダ
香りタイプ（7種）
ミルラ（アニス）
スパイシー
ブルー
フルーティ

香りを視覚化する

バラの香りは、花の香りを直接嗅ぐ「官能評価」や機器分析（ヘッドスペース・GC／MS分析）などによって認識することができます。

しかし香りは透明で、バラの専門家でもなかなか理解しにくいものです。成分の名前を使って、「このバラは全体的にゲラニオールの香りが弱く、イオノン系が強くて……」と言ってもピンとこないことが多いのです。

私は、これまで1000種類以上のバラを評価し、その分析から得た540種類をこえる香り成分をもとに、今から約20年前にモダンローズの香りを次の7タイプに分類しました。

・ダマスク・クラシック……「バラらしい」香りの代表的なもので、華やか

な強い甘さを持っている香り
・ダマスク・モダン……ダスマク・クラシックより濃厚な香り
・ティー……紅茶の香りの特徴を感じるソフトで親しみやすい香り
・フルーティ……フルーツの特徴を持った香り
・ブルー……青から赤紫の花色を持ったバラの香り
・スパイシー……スパイスのクローブの香りの特徴を持った香り
・ミルラ（アニス）……ハーブのアニスの香りの特徴を持った香り

そして、ますます複雑化するバラの香りをどうやったらわかりやすく表現できるか……と試行錯誤を繰り返した結果、２００９年にたどり着いたのが、香りを視覚的に把握できるようにしたバラの「パルファム図」です。

これは、バラから香り立つ揮発成分を10のノート（まとまった香りのニュアンス、香調）に分類し、バラの種類ごとにその香気成分を円グラフで表したものです。

これにより、野生バラをはじめモダンローズの「香りの成分構成」がひと目で理解できるようになりました。

分析したバラの香りをシンプルに表現する方法として、今ではこのパルファム図が多くのバラ園や育種家、香りの専門家に愛用されています。

パルファム図（10ノートのモデルパターンと香りのイメージ）は、次のようなものです。

Parufamu figure of the rose

バラのパルファム図

10ノートのモデルパターンと香りのイメージ

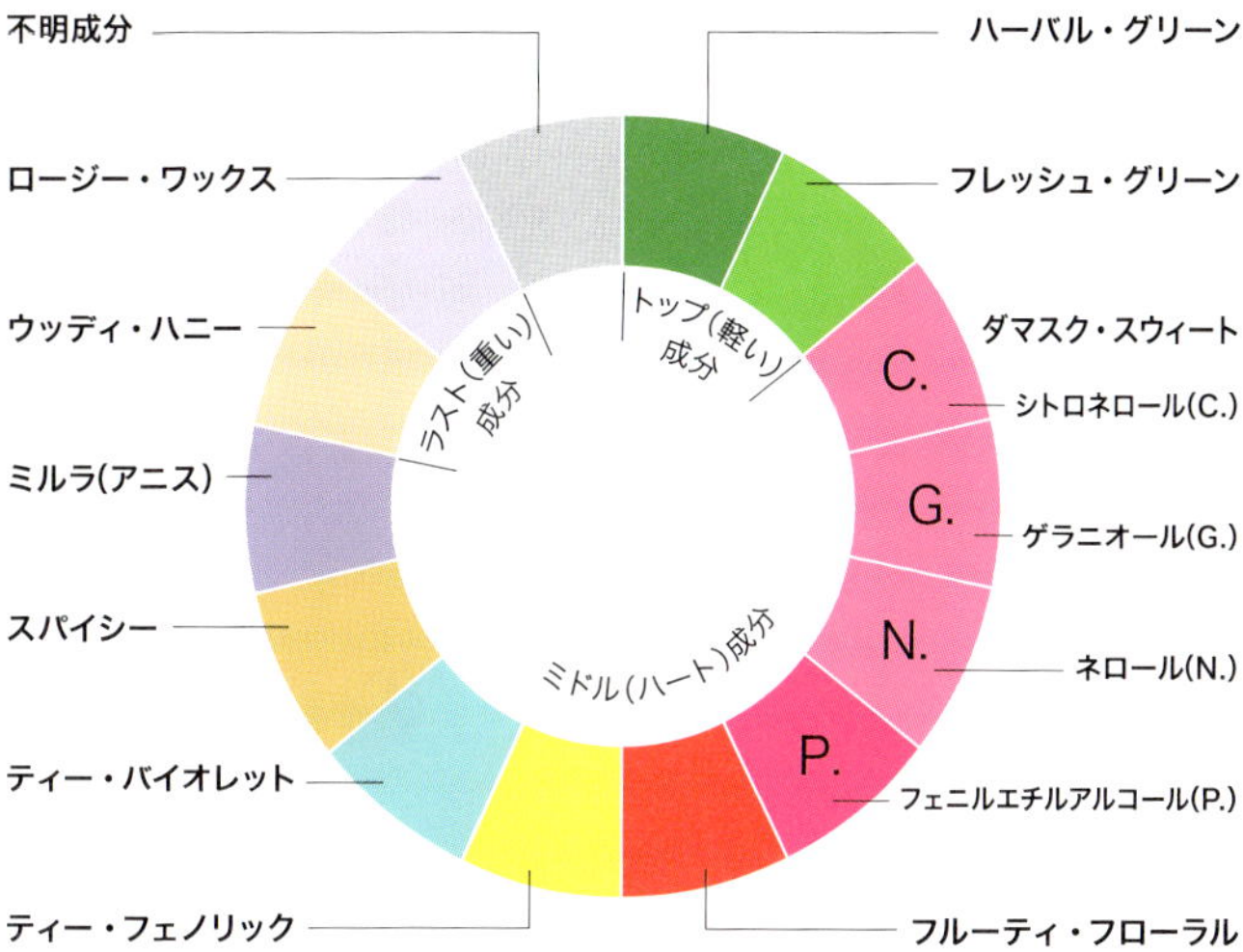

TOP NOTE

トップ（軽い）成分

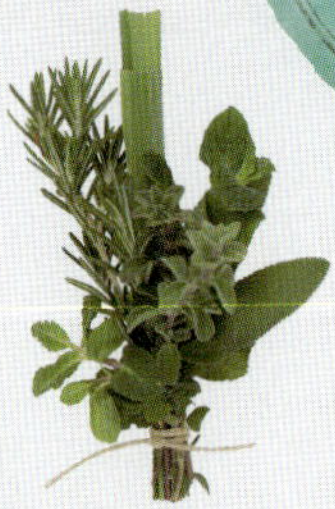

1 ハーバル・グリーン

針葉樹の葉、柑橘《かんきつ》の皮などに含まれる特徴的なモノテルペン炭化水素類などの成分。

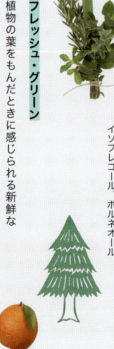

β-ピネン、α-ピネン、**リモネン**、**オシメン**、ミルセン、サビネン、ターピノレン、シス-サビネンハイドレイト、イソプレゴール、ボルネオール

2 フレッシュ・グリーン

植物の葉をもんだときに感じられる新鮮なグリーン・リーフィな成分。

シス-3-ヘキセノール、**シス-3-ヘキセニルアセテイト**、**トランス-2-ヘキセノール**、**トランス-2-ヘキセニルアセテイト**、**ヘキサノール**、**ヘキシルアセテイト**、メチルヘプテノン、2-ヘプテノン、2-ノナノン、2-デカノン、2-ウンデカノン

※ヘッドスペース・GC／MS分析にて確認した成分も一緒に記載しています。
太字の成分は、バラの香りに直接影響を与える成分として重要です。

MIDDLE NOTE

ミドル（ハート）成分

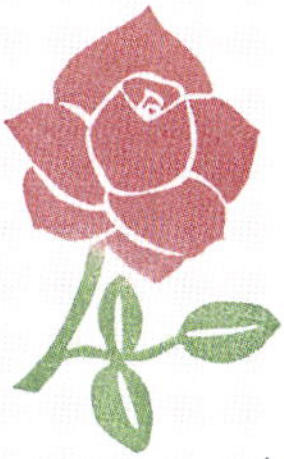

ダマスク・スウィート

いわゆる〝バラらしい〟と感じる甘くゴージャスな香り成分（バラの主要な4成分）。

シトロネロール、**ゲラニオール**、**ネロール**、**フェニルエチルアルコール**

フルーティ・フローラル

果物および各種花の香りを想起させるエステル、アルコール、アルデヒド類などの成分。

エステル類：**シトロネリルアセテイト**、**ゲラニルアセテイト**、**フェニルエチルアセテイト**、**ネリルアセテイト**、ベンジルアセテイト、メチルゲラネイト、ファルネジルアセテイト、ペンチルアセテイト、ベンジルフォーメイト、ベンジルプロピオネイト、ベンジルベンゾエイト

アルコール類：**リナロール**、**ベンジルアルコール**、α-ターピネオール、ファルネゾール、ジヒドロファルネゾール

アルデヒド類：**シトラール（ゲラニアール、ネラール）**、**ベンツアルデヒド**、**オクタナール**、**ノナナール**、**デカナール**、**フェニルアセトアルデヒド**、ドデカナール

他の特徴成分：**ローズオキサイド**、**インドール**、**ローズフラン**、アセトフェノン、ベンジルメチルエーテル、**酢酸**、2-ペンタデカノン、シス-ジャスモン、β-ダマセノン

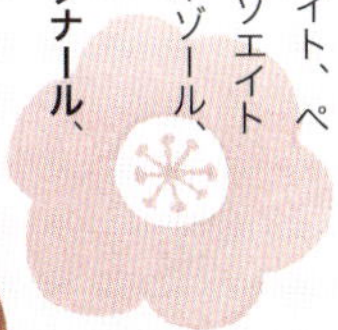

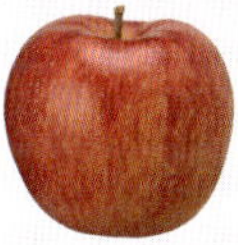

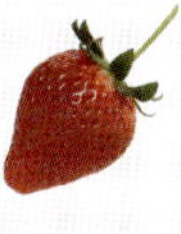

5 ティー・フェノリック

やや湿ったフェノリック（薬品的な香り）で、スパイシーさを伴ったティーローズ特有の成分。水をまいたお花屋さんの前を通ったときのような香り印象で、他の成分とバランスよく含まれることで、高品質な紅茶葉様の香りとなる。含有パーセントの多少はあるものの、モダンローズのほとんどに含まれている。

1,3-ジメトキシ-5-メチルベンゼン（ティーローズエレメントと呼称）、1,3,5-トリメトキシベンゼン、3,4,5-トリメトキシアリルベンゼン

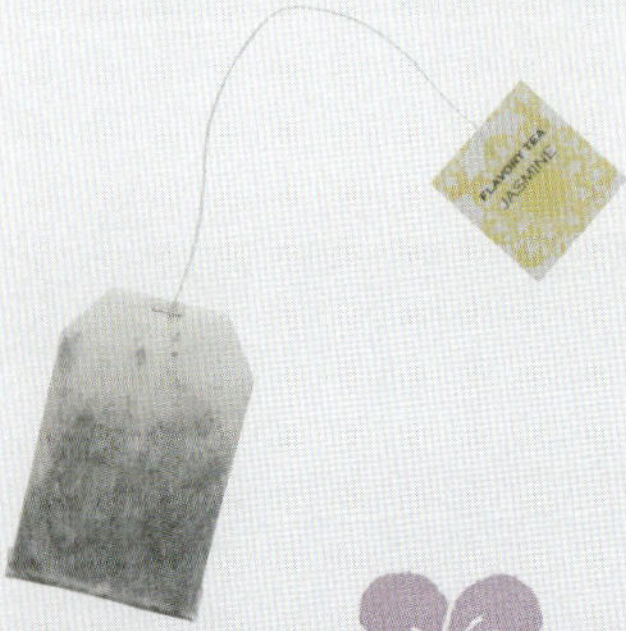

6 ティー・バイオレット

紅茶やスミレの香りに特徴的で拡散性があり、化学構造がイオノン骨格を持つ成分など。

β-イオノン、α-イオノン、ジヒドロ-β-イオノン、β-イオノール、ジヒドロ-β-イオノール、テアスピラン、ゲラニルアセトン

スパイシー

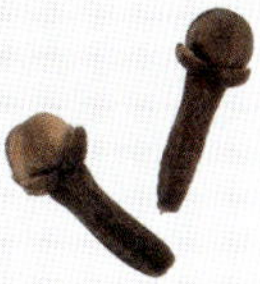

クローブ（丁子）やカーネーションにも多く含まれる、特徴的なスパイシー様の成分。

オイゲノール、イソオイゲノール、メチルオイゲノール、メチルイソオイゲノール、シンナミックアルコール、シンナミックアルデヒド、シンナミルアセテイト、3-フェニルプロパナール、3-フェニルプロピルアセテイト、3-フェニルプロピルアルコール

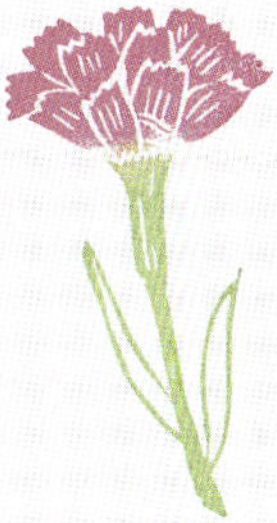

ミルラ（アニス）

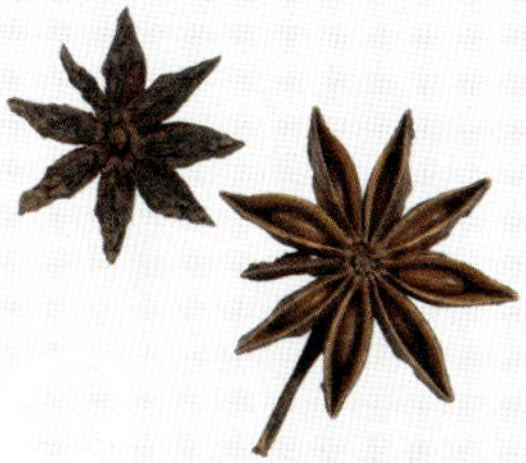

八角やハーブのアニス（ウイキョウ）に似た、ほろ苦い甘さに青臭さを伴った成分。イングリッシュ・ローズの一部の品種に特徴的なアニス様の香りに影響しており、他の成分とのバランスによって香りの嗜好が大きく分かれる。

4-メトキシスチレン、4-ビニルフェノール、1,4-ジメトキシスチレン

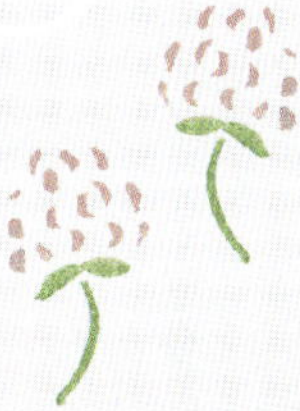

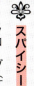

LAST NOTE ラスト（重い）成分

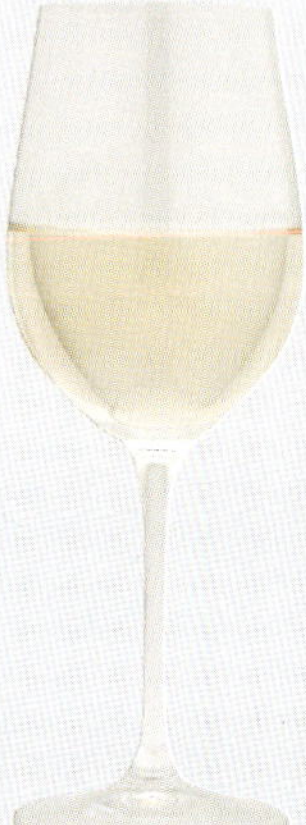

9 ウッディ・ハニー

木材質および粉っぽい蜜様の匂いを想起させる、セスキテルペン系炭化水素類やアルコールなどの成分。

β-カリオフィレン、**ゲルマクレン-D**、α-ファルネッセン、カリオフィレンオキサイド、α-フムレン、β-ブルボネン、β-キュベベン、δ-カジネン、他のセスキテルペン炭化水素類、β-エレモール、β-オイデスモール、ヘディカリオール

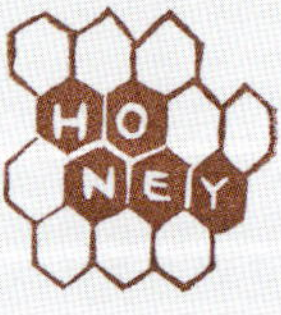

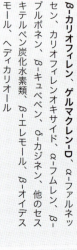

ロージー・ワックス

比較的揮発しやすい（中沸点化合物）、花ロウ由来の脂肪族炭化水素などの成分。油脂、ワックス様の匂いがややあるが、バラに特徴ある香り印象を大きく持たない。バラの香りのやわらかさや保留性に影響している。

ノナデカン、**ノナデセン**など脂肪族炭化水素（C15～23）、脂肪族アルデヒド（C15～17）、脂肪族アルコール（C10～15）、ヘキサデカノン、ヘプタデカノンなど

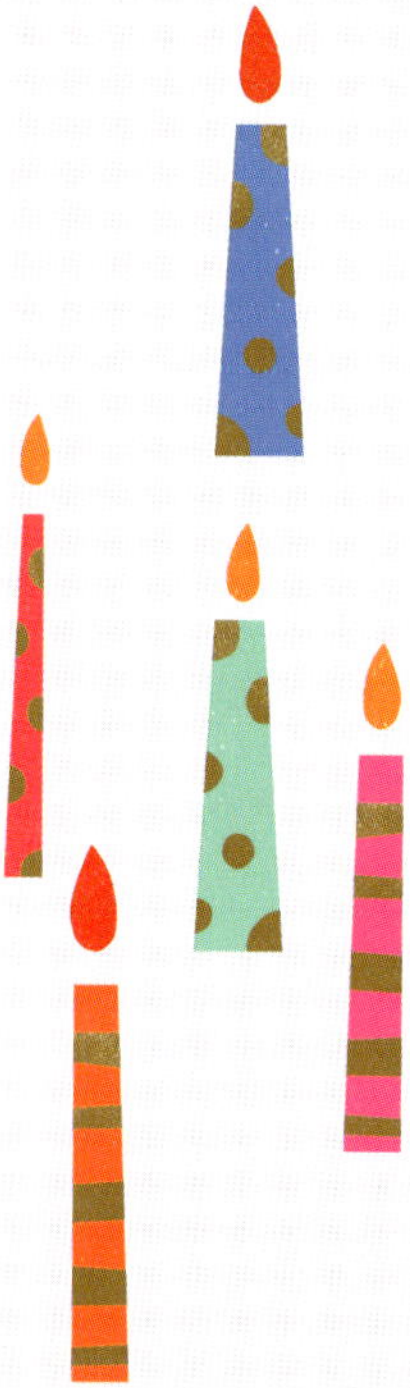

不明成分（未知成分を含む）

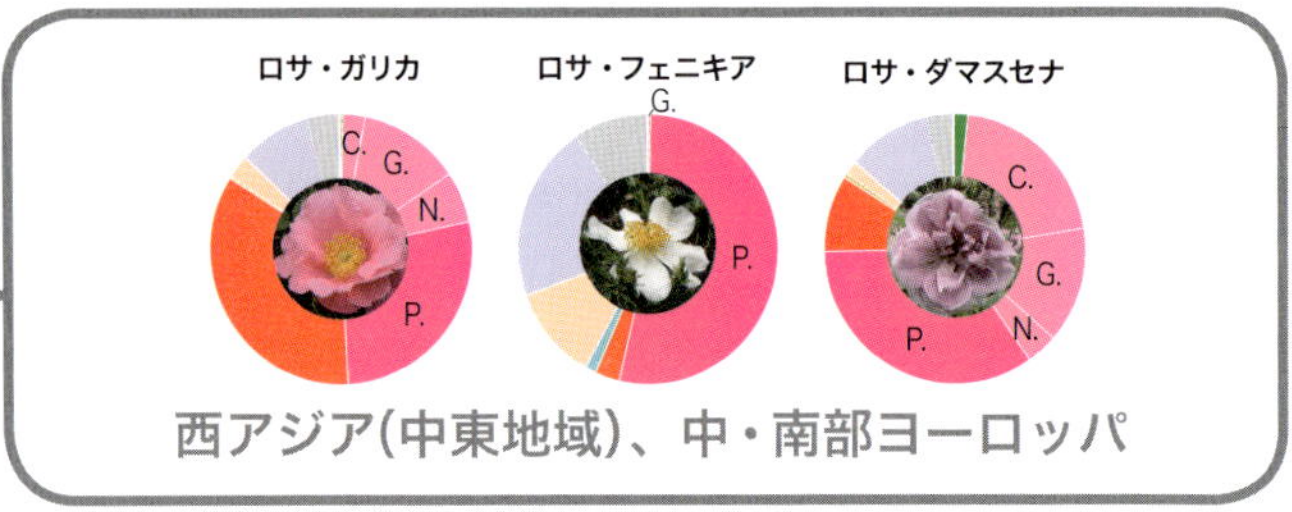

The genealogy by the parufamu figure

パルファム図による系譜

多種にわたるモダンローズを科学的な分析と嗅覚評価（感性）で7タイプの香りに分け、複雑化する香りを系統づけたのが「パルファム図による系譜」となります。

それぞれのパルファム図を見ていただくと、野生バラからモダンローズへ、成分だけでなく香りのDNAも受け継がれていることが、なんとなく理解できるでしょう。バラの系統（色や形の印象）と香りの印象を知っておくと、自分好みのバラを選びやすくなると思います。

※ハイブリッド・ティー・ローズ（モダンローズ）の香りタイプは、110～116ページも参照してください。

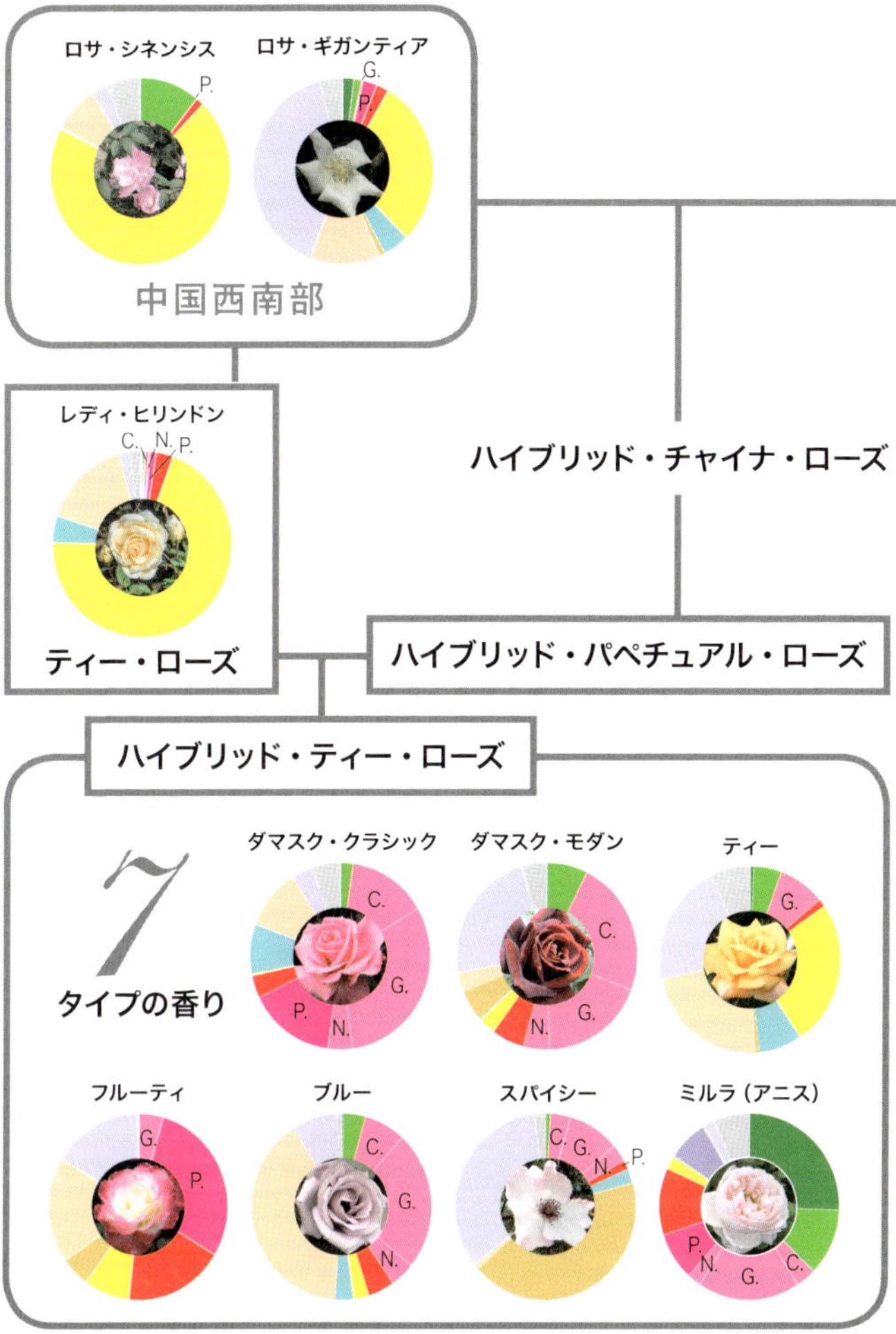
ロサ・シネンシス
P.
ロサ・ギガンティア
G.
P.
中国西南部
レディ・ヒリンドン
C.
N.
P.
ティー・ローズ
ハイブリッド・チャイナ・ローズ
ハイブリッド・パペチュアル・ローズ
ハイブリッド・ティー・ローズ
7
タイプの香り
ダマスク・クラシック
C.
G.
P.
N.
ダマスク・モダン
C.
G.
N.
ティー
G.
フルーティ
G.
P.
ブルー
C.
G.
N.
スパイシー
C.
G.
N.
P.
ミルラ（アニス）
P.
N.
G.
C.

Table image of fragrance

香りのイメージを表す

ここ数年、私が力を入れて取り組んできたのは、モダンローズ各品種の「表象マップ」をつくることです。

これは、先ほど紹介した「バラのパルファム図」の10ノートと「モダンローズの香り7タイプ」の成分とを対応させ、香りのイメージをマトリクス図で表したものです。これにより、各タイプの特徴を俯瞰的に比較することができるようになりました。

110ページにから116ページにかけて、モダンローズの香り7タイプの代表品種のパルファム図と香り表象マップを紹介します。

ダマスク・クラシック系の代表品種「芳純」と、ダマスク・モダン系の代表品種「パパ・メイアン」の表象マップを比べてみると、芳純にはダマスク・クラシックの香りを表すピンクが多く、濃厚な甘みの中に気品あるさわやかさを併せ持っていることがよくわかります。

一方、パパ・メイアンはダマスク・モダンの香りを表す赤が多く、情熱的で濃厚な甘さを持ちながら、すっきりとした清涼感もあり、洗練された香りであることが感じ取れます。

皆さんもぜひ見比べてみて、その違いを実感してください。

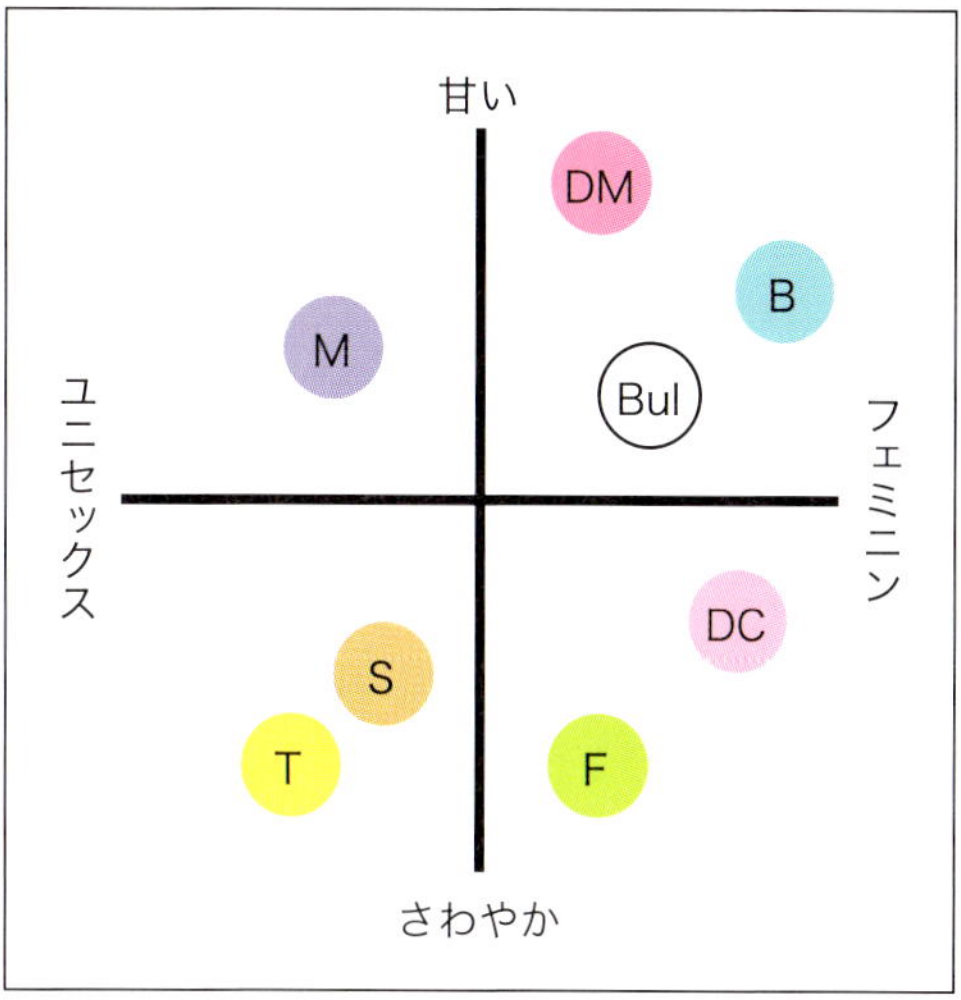

DC **ダマスク・クラシック**
華やかで強い甘さを持つ香り

DM **ダマスク・モダン**
情熱的で濃厚な甘さを持つ香り

T **ティー**
上品で優雅な印象の香り

F **フルーティ**
さわやかで若々しい印象の香り

B **ブルー**
女性らしい芳醇な甘さを持つ香り

S **スパイシー**
控え目で成熟した甘さを持つ香り

M **ミルラ（アニス）**
大人っぽく落ち着いた印象の香り

Bul **ブルガリアン・ローズ**
コクのある中にすっきりとした甘さを持つ香り

※参考：ブルガリアン・ローズ（香料バラ）

Damask Classic

ダマスク・クラシック

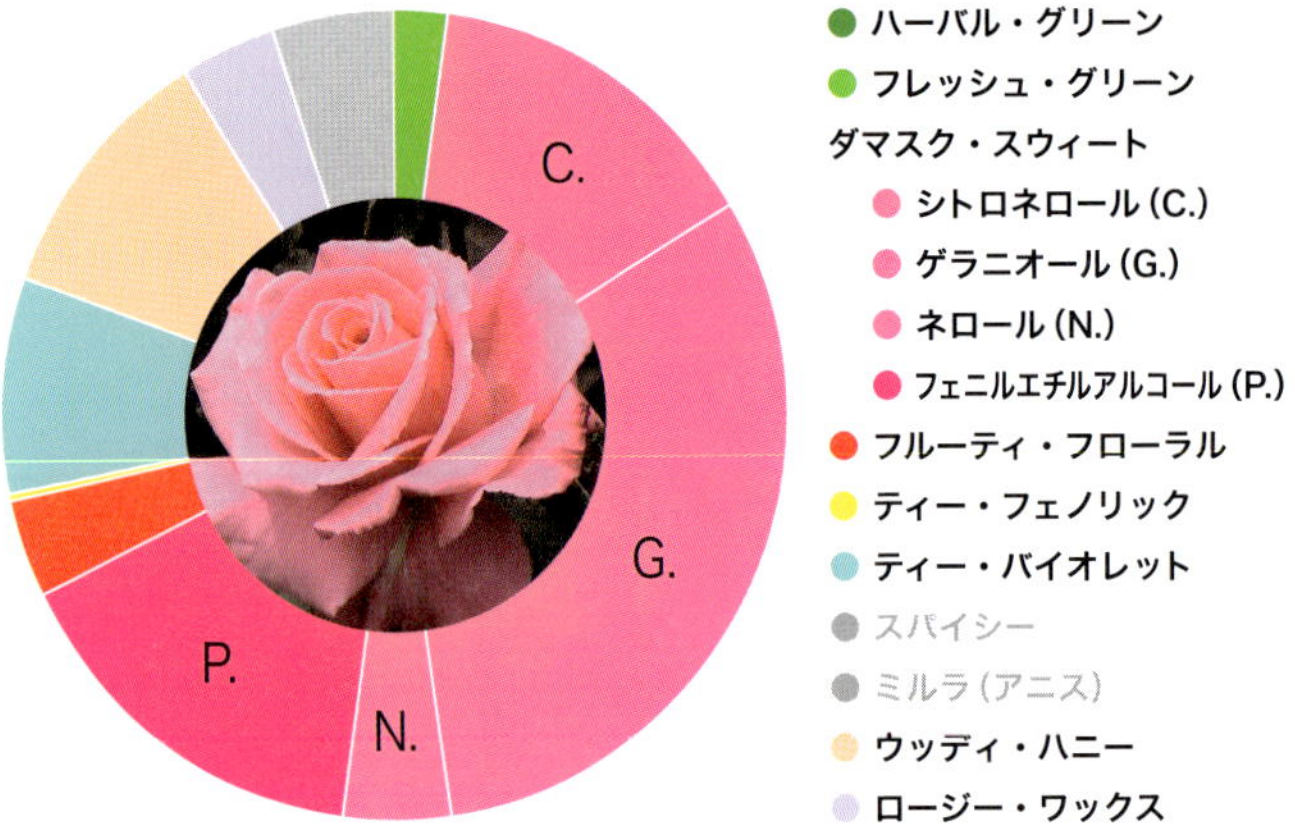

写真：芳純

香り立ち：中程度〜強い

ゴージャスな華やかさとうっとりとする豊潤な甘い香り。いわゆる古典的な“バラらしい”香りの代表的なもの。ティーの香りがほどよく混じる。

【代表的な品種】芳純、香具山、セシル・ブルナー、グラナダ、スブニール・ドゥ・マルメゾン、ティファニー、ザ・ドクター、ハワイ、アピール、プリンセス・ドゥ・モナコ

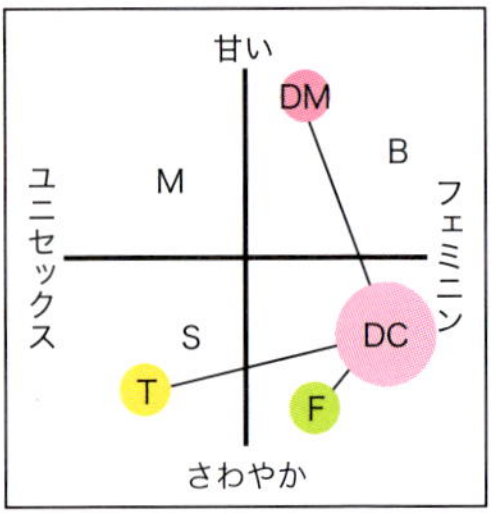

Damask Modern

ダマスク・モダン

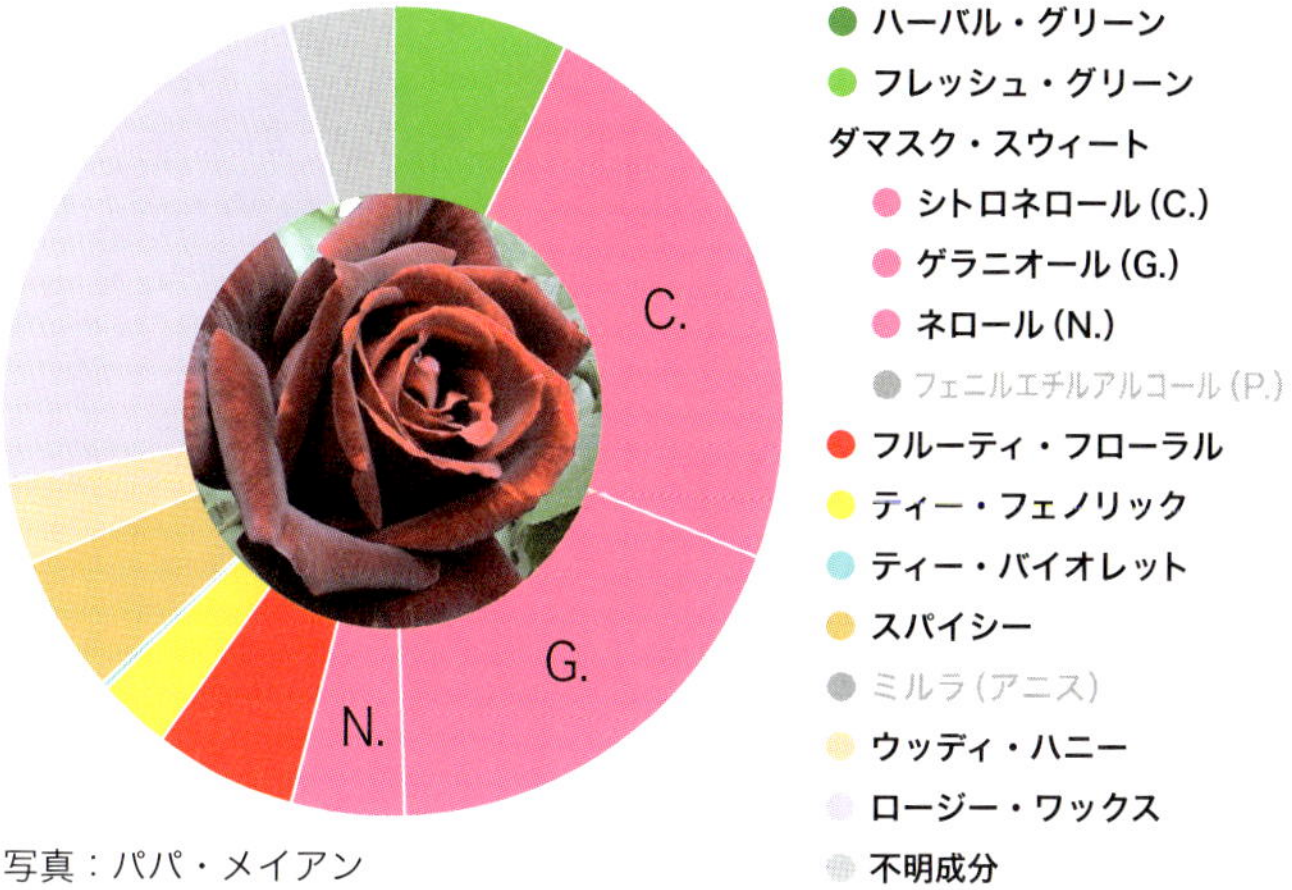

写真：パパ・メイアン

香り立ち：強い

ダマスク・クラシックの香り成分を受け継いでいるが、成分バランスは異なっているため、華やかな甘みの中にすっきりとした清涼感があり、より情熱的で洗練された香りとなっている。

【代表的な品種】パパ・メイアン、クリムソン・グローリー、ネージュ・パルファン、イブ・ピアッチェ、マーガレット・メリル、シャルル・マルラン、レディ・ラック

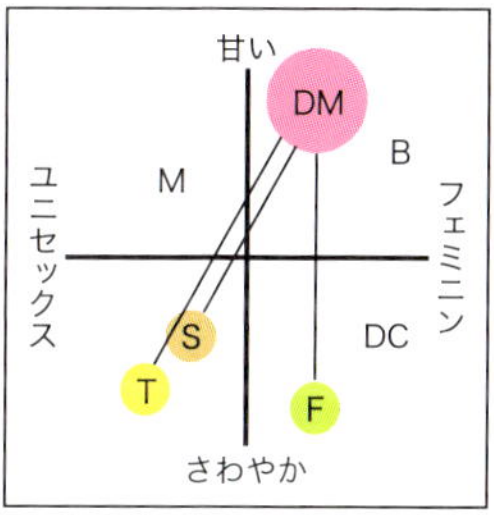

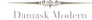

Tea

ティー

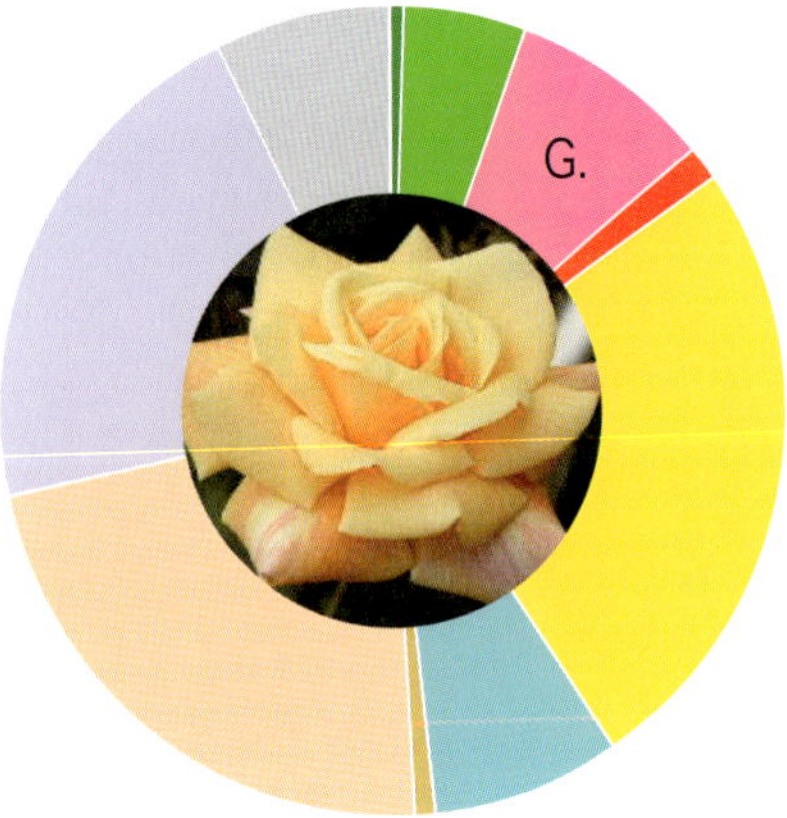

写真：ディオラマ

香り立ち：中程度〜強い

中国由来のロサ・ギガンティアや、チャイナ系の香りの特徴成分を多く含んでいる。紅茶の香りの特徴を感じさせる、ソフトで親しみやすい香り。

【代表的な品種】レディ・ヒリンドン、桜鏡、ディオラマ、ガーデン・パーティ、ロイヤル・ハイネス、春芳、グラン・モゴール、アルバータイン、秋月、天津乙女、あゆみ

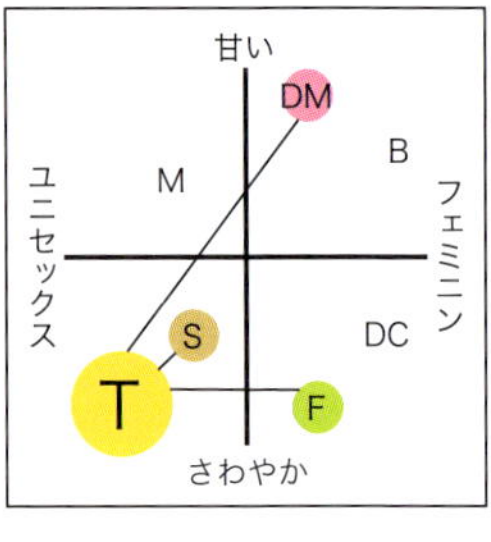

Fruity

フルーティ

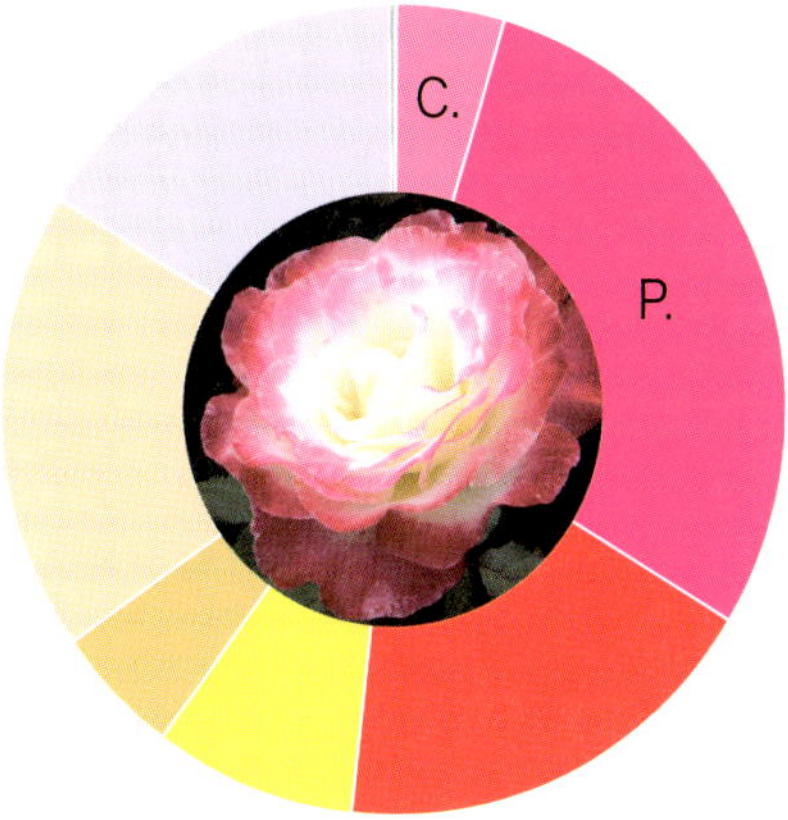

- ハーバル・グリーン
- フレッシュ・グリーン
- ダマスク・スウィート
  - シトロネロール(C.)
  - ゲラニオール(G.)
  - ネロール(N.)
  - フェニルエチルアルコール(P.)
- フルーティ・フローラル
- ティー・フェノリック
- ティー・バイオレット
- スパイシー
- ミルラ(アニス)
- ウッディ・ハニー
- ロージー・ワックス
- 不明成分

写真：ダブル・ディライト

香り立ち：強い

ダマスク系の香気成分とそのエステル化合物(フルーツの香りに多い)を多く含有し、ピーチやアプリコット、アップルなどの、フルーツの香りを想起させる。若く、弾けるような愛らしさと、くせのない甘さが魅力。

【代表的な品種】ダブル・ディライト、ドゥフトボルケ、ホワイト・クリスマス、ハーモニー、楽園、パピオン・ローズ、マリア・カラス、フリージア

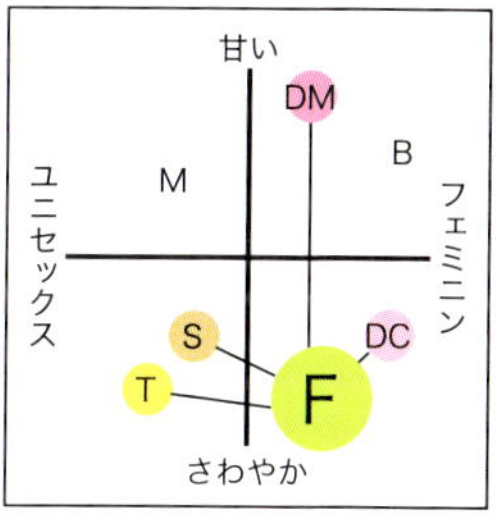

Blue

ブルー

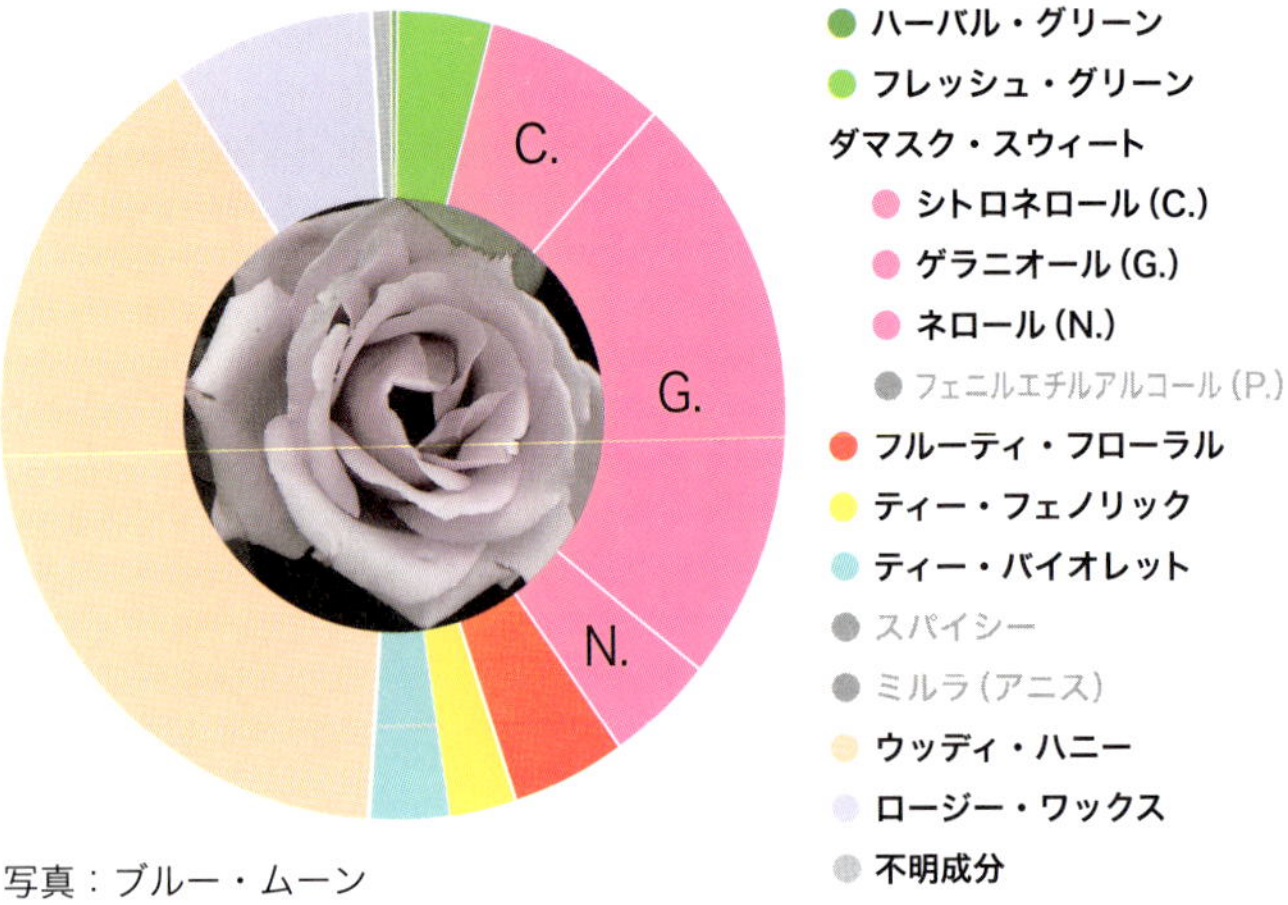

写真：ブルー・ムーン

香り立ち：強い

青系のバラに類似する香り。ダマスク・モダンとティーに香りが混在し、独特の甘く透明感のある上品な香りを形成している。

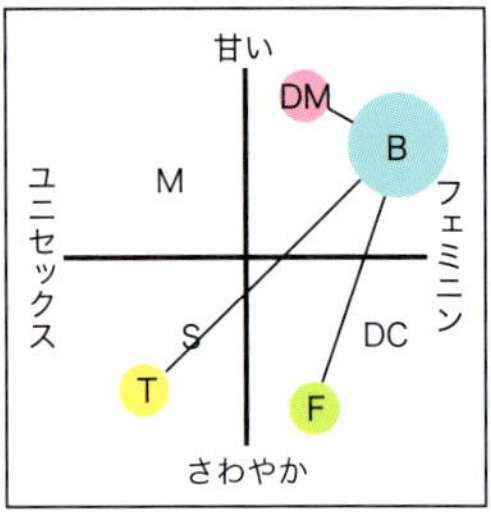

【代表的な品種】ブルー・ムーン、ブルー・パフューム、シャルル・ドゥ・ゴール、ブルー・リボン、スターリング・シルバー、パステル・モーブ

Spicy

スパイシー

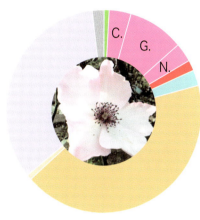

写真：デンティ・ベス

- ハーバル・グリーン
- フレッシュ・グリーン
- ダマスク・スウィート
  - シトロネロール (C.)
  - ゲラニオール (G.)
  - ネロール (N.)
  - フェニルエチルアルコール (P.)
- フルーティ・フローラル
- ティー・フェノリック
- ティー・バイオレット
- スパイシー
- ミルラ（アニス）
- ウッディ・ハニー
- ロージー・ワックス
- 不明成分

香り立ち：中程度〜強い

ダマスク・クラシックを基調としながら、香辛料のクローブ（丁字）のような香りが強く感じられる。

【代表的な品種】デンティ・ベス、粉粧楼、ハマナシの類

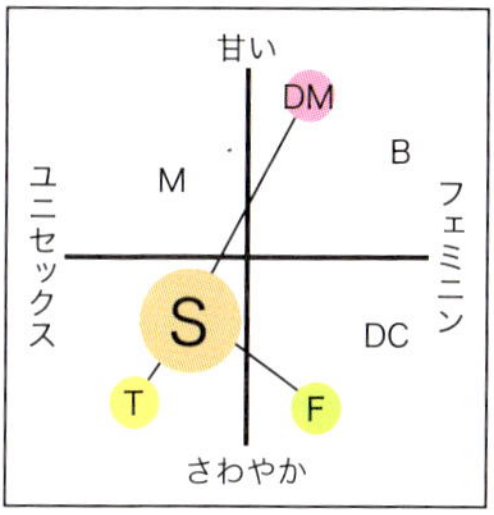

Myrrh

ミルラ（アニス）

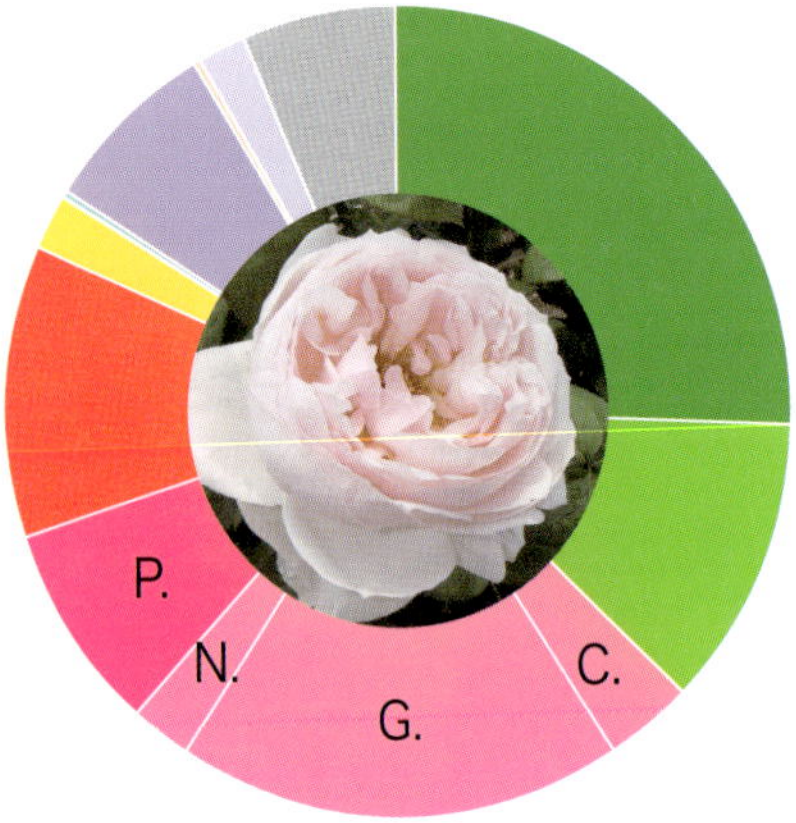

- ハーバル・グリーン
- フレッシュ・グリーン
- ダマスク・スウィート
  - シトロネロール（C.）
  - ゲラニオール（G.）
  - ネロール（N.）
  - フェニルエチルアルコール（P.）
- フルーティ・フローラル
- ティー・フェノリック
- ティー・バイオレット
- スパイシー
- ミルラ（アニス）
- ウッディ・ハニー
- ロージー・ワックス
- 不明成分

写真：セント・セシリア

香り立ち：中程度〜強い

ハーブの一種であるセリ科のアニスに似た香り。アニスの甘さをやや抑え、ほろ苦く青くささを強めたような香り。イングリッシュ・ローズの一部の品種に認められる。

【代表的な品種】セント・セシリア、グラミス・キャッスル、アンブリッジ・ローズ、セプタード・アイル、タモラ

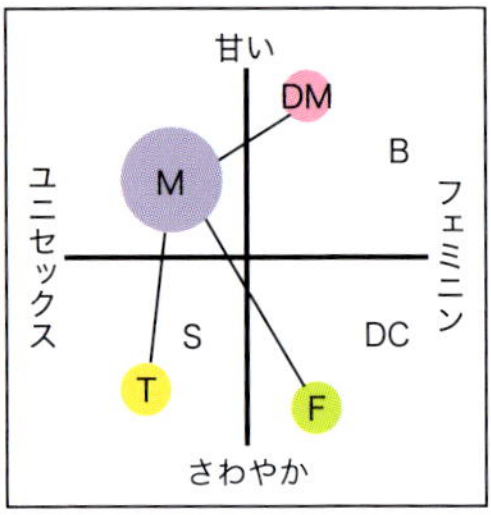

Chapter

6

暮らしの中にバラの香りを

本物のバラなら香りの効果もアップ

香りのいいところは、本来、私たちが持っている自然の力をパワーアップさせてくれることです。

笑顔が足りないとき、気持ちにゆとりが欲しいとき、人に優しくしたいとき――香りを味方に、一歩前に踏み出してみませんか？

香水、オードトワレ、ボディミスト、ルームフレグランス、キャンドル、入浴剤など、バラの香りの取り入れ方はいろいろありますが、私がおすすめしたいのは生花。それも、土のついた本物のバラがアロマコロジー効果としてはいちばんだと思います。

もちろん、フレグランス製品にも効果成分はきちんと入っていますが、100パーセント自然のものというわけにはいきません。自然らしさを強調するために調合した香りも含まれていますので、やはり本物の香りにはかないません。

自然に開花したバラの香りは、花弁中にある適度な水分と数百の香り成分、およびワックス様成分（花ロウ）などが同時に揮発してきます。

自然な香り立ちは、いつまでも嗅ぎ続けていたくなるような、優しく、ソフトで、みずみずしい香りです。これは、香気分子の周りを水分子がびっしり覆った微細な粒子状の形態で鼻に到達するためでは、といわれています。

新鮮で美しい香り立ちのクライマックスは、日の出から2、3時間の午前中で、半開花のバラがベストです。ぜひ、このときの香りを嗅いでみてください。〝本物〟という意味ではバラの切り花でもいいのですが、水に挿すことによって香りが薄まり、専門家にいわせると、多少「水っぽく」なってしまいます。

また、切り花の場合は、花弁の中にある香気化合物を生成させる酵素がうまく働かない場合があるので、たとえ小さくても育てたバラがいちばんいいというわけです。

「バラを育てる庭がない」という人は、小さな鉢植え&ベランダで十分です。バラは育てるのが難しいと思われがちですが、近年は多くの育種家によって研究開発が進み、害虫や病気に強く、育てやすいバラもたくさん出回っています。

初めてバラを育てる人のために、土と肥料がセットになっているスターターセットもあります。近くのガーデンショップで相談してみてください。

「種類が多すぎて好みのバラが見つからない」という方には、やはりティー系の香りのバラをおすすめしたいですね。

ティー系の代表的な品種には、「レディ・ヒリンドン」「ディオラマ」「ガーデン・パーティ」「ロイヤル・ハイネス」「春芳」「あゆみ」などがあります（詳しくは112ページを参照してください）。

花色はピンクや白のほかにイエロー系やアプリコット系など、かわいらしくソフトな色合いのものがほとんど。

　バラ園やショップでいろいろ見比べたり、香りを嗅いでみたりして、自分が「好き」と感じたものを知っておくとバラへの親しみも増し、ティーローズエレメントの効果も高まるのではないでしょうか。

　ちなみに、モダンローズの花型の特徴の一つは剣弁《けんべん》・高芯《こうしん》咲きといい、花弁が外側に反り返り、剣のような形をした花弁で、中心が高いことです。

　花がつぼみからだんだん開いていく様子を見ていると、心が落ち着き、精神にもよい影響をもたらします。

Lady hillingdon

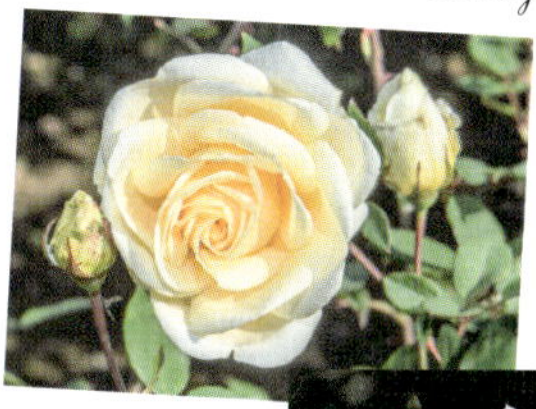

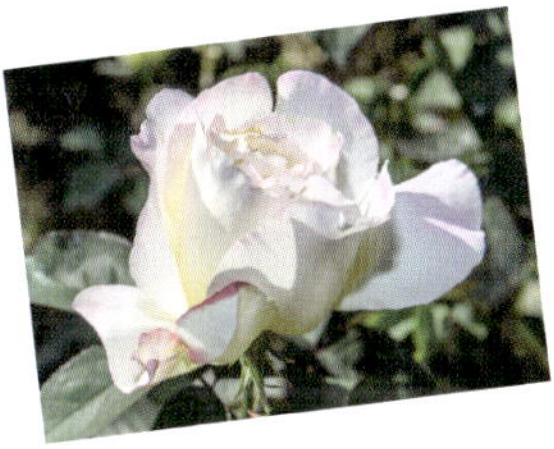

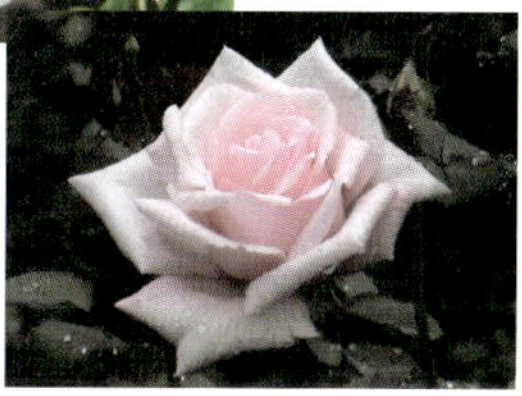

Garden party

Shunpo

自分が育てたバラがようやく花開いたときの感動はひとしお。いとおしく思う気持ちも相まって、香りの効果もアップするはずです。

香りを楽しむなら秋バラ

バラは年2回、5月の春バラと10月の秋バラを楽しむことができます。この時期になると、各地の植物園などではイベントや観賞会が開かれます。バラの季節は春だと思われている方も多いようですが、実は、香りを楽しむなら秋バラがおすすめ。春に比べて、秋バラは同じ品種でも花の色が鮮やかなのが特徴です。

これは、夜と昼の寒暖差が大きくなるためだといわれています。秋は気温や湿度が低いため、大地や草木の匂いのレベルが低くなり、大気が澄んでくるので、ソフトで繊細なティー系やグリーン系のバラの香りもしっかりと感じることができるのです。

最高のバラの香りを楽しもうと、早朝ツアーなども開催されます。濃厚で甘い香りのダマスク系とフレッシュなティー系を嗅ぎ比べてみると、その違いに驚かれるかもしれません。

香りの正しい嗅ぎ方

花の状態には「つぼみ」「前半の半開花」「後半の半開花」「全開」がありますが、花が開くにつれて主な成分が揮発していき、残り香だけになっていきます。

バラの中には、満開を過ぎると甘さばかりが強くなってしまうタイプもあります。皆さんがご存じの香りは、もしかしたら、その花のベストの香りではないかもしれません。

一日のうちでバラの芳香成分を多く含んで最も香り高いのは、早朝の涼しい時間帯です。太陽が昇って気温がだんだん上がってくると、香りは薄まってしまいます。太陽に当たると、３時間ぐらいで新鮮な香りが揮発してしまうのです。

香料に使われるバラは朝摘みがいい、といわれるのもこのため。ご自宅で育てている人は、ぜひ朝に香りを嗅いでみることをおすすめします。

私はときおり、希望者をバラ園にお連れして、さまざまな表情のバラを愛《め》でながら香りの楽しみ方をレクチャーするのですが、朝早くにバラ園を散歩してみるのも気持ちがいいものですよ。

ここで、皆さんに「香りの正しい嗅ぎ方」を紹介しましょう。

バラの香りの微妙なニュアンスをできるだけピュアな状態で嗅ぎ分け、より良く味わうためにはちょっとしたマナーがあります。

①バラの香りは、主に花弁の表面から香り立っています。まず、花弁に顔をゆっくり近づけ、バラの呼吸と合わせるようにスーッと静かに香りを嗅いでみましょう。クンクンせわしなく嗅ぐと、ほかの香りが混じってしまうので気をつけて。切り花の場合は、ワイングラスを持つように茎の下のほうを持って、花を真っすぐ立たせます。

②次に、少し息を止め、香りのイメージを思い巡らせます。

③花から顔を横にそらし、味わった香りを鼻から出します。花に息を吹き

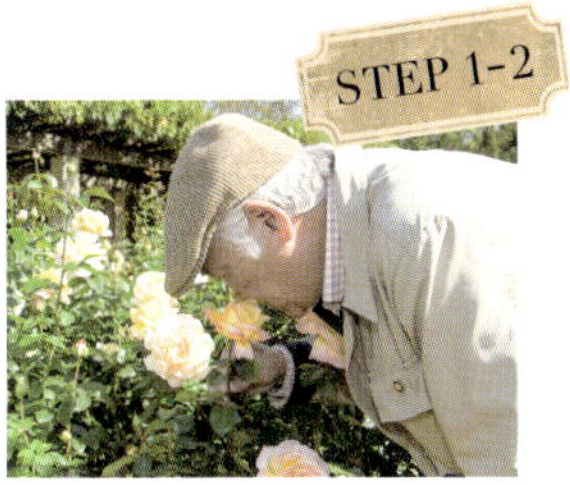

静かに香りを嗅いだ後、少し息を止める

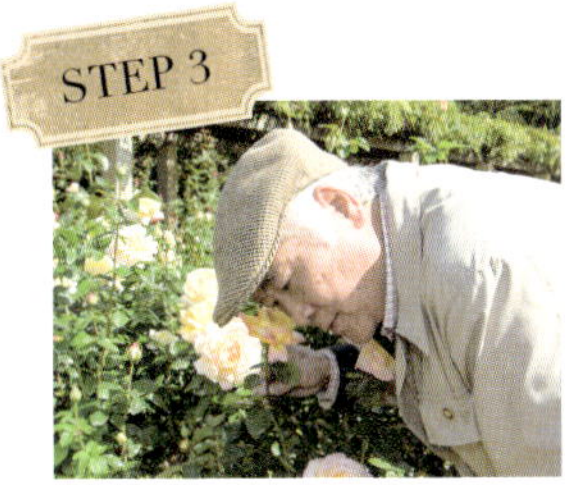

顔を横にそらして香りを鼻から出す

かけると息の香りがつくことがありますので、注意してください。
①から③を3回ほど繰り返して、自分の記憶をたどりながら香りを言葉にして表現してみましょう。
家族や友人とイメージを語り合うのもよいものです。「ピーチの香り」「キャンディーのような甘さ」「はちみつ」「針葉樹」「スパイス」など、思いつくままに言葉にするうちに、「ああ、自分はこんな香りが好きなんだ」とわかってくるのではないでしょうか。

香り表現の未来

これまで、さまざまなバラの香りの表現を追求してきましたが、言葉の表現はもちろんのこと、これからやってみたいことは三つあります。

一つ目は、香りを「動的」に表現することです。

現在は、バラが最も香り立つベストな状態をピックアップして分析・評価しています。

しかし、バラも生きていますから、開花状態だけでなく朝・昼・夕で香りにも変化があり、パルファム図も刻々と変化していくはずです。その香りの動的変化を、色や実際の香りを使って表現することができたら……と思っています。


二つ目は、野生バラとモダンローズとの関係性をもっと明らかにしたいと考えています。

現在ある2万数千種類のモダンローズに影響を与えた原種は、8～10種類の野生バラだといわれています。

複雑に入り混じる香りを〝ピース〟として捉え、ジグソーパズルを完成させるようにモダンローズに野生バラのピースを当てはめることで、香りの変遷を表現してみたいという思いがあります。

そして三つ目は、「バラの香りの美しさの定義」を表すことです。バラの香りは目には見えませんが、〝美しい〟という表現がふさわしいと私は思っています。「美しい音楽を聴きたい」「美しい芸術作品を鑑賞したい」と思うように、人間の精神には「美しい香りを嗅ぎたい」という欲求があると思っているのです。

女性は、特に美しさへの関心、美しさの感覚を一人ひとり持っていて、そこにバラの香りも加えていただけると、精神のバランスが高い位置で保たれ、さらに豊かで魅力的な人生が開けるのではないか——。

と同時に、「バラの香りの美しさの定義」を発信することで、香りの文化にも貢献できるのではないかと考えています。

大きなことをいえば、バラのミュージアムをつくりたいのです。

美しいバラの香りの歴史や文化を示し、人生の節目や悲しみ、心が痛んだときに、香りによって癒やされ、自分らしさを取り戻すきっかけをつくってもらえたら、香りの科学者（パフューマリー・ケミスト）としてこれほど幸せなことはありません。

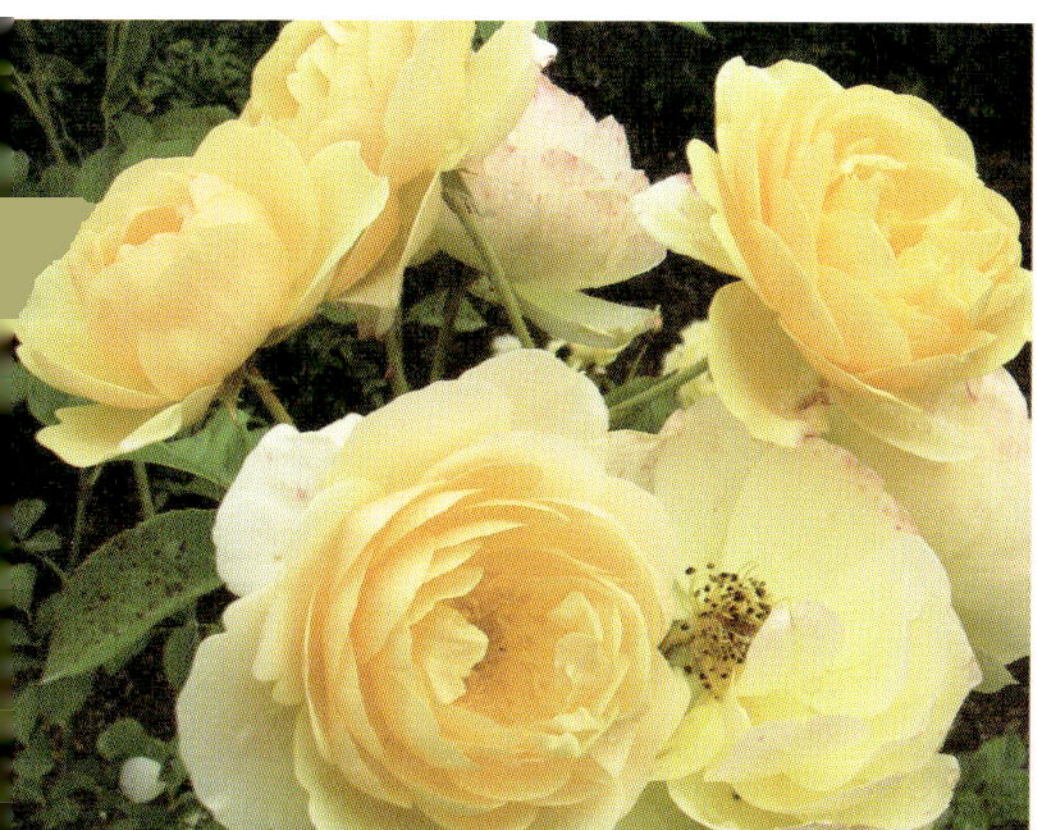

バラの香り表現用語のまとめ

花の香りや食べ物の香りを、人に伝えることはとても難しいものです。ここではバラの香りとして、よく使われる言葉（用語）をまとめてみました。相手に伝えるために、最初は身の回りにあるものの香りや経験から、いくつかの用語を結びつけて表現していただきたいと思います。

Ⅰ　バラの香り7タイプ

ダマスク・クラシックの香り　ダマスク・モダンの香り　ティーの香り
フルーティの香り　ブルーの香り　スパイシーの香り　ミルラ（アニス）の香り

Ⅱ　香りの強さ

弱い　やや強い　強い　拡散性のある

Ⅲ　味覚、触覚、情緒的表現

甘い　酸っぱい　ソフトな　優雅な　粉っぽい　コクのある　上品な　新鮮な
調和のとれた　洗練された　華やかな　さわやかな　繊細な　可憐な　豊かな
軽い　みずみずしい　女性らしい　複雑な　透明感のある　可憐な……

Ⅳ　比喩表現

シトラス調……レモン、オレンジ、アルデハイド
グリーン調……葉を揉《も》んだ、ヒヤシンス、バイオレット
フローラル調…ゼラニウム、スイトピー、ヘリオトロープ、
　　　　　　　カーネーション、ウメ、インドール（ジャスミン）
フルーツ調……ピーチ、アップル、アプリコット、ラズベリー、バナナ
スパイス調……クローブ、アニス
薬香調………フェノール、カンファー（樟脳《しょうのう》）
バルサム調……パウダリー、バニラ、墨
ウッド調………切り株、セダー

Ⅴ　10ノート（香調）とその香気成分

100～105ページを参照してください

香気分析と官能評価の表現例

芳純

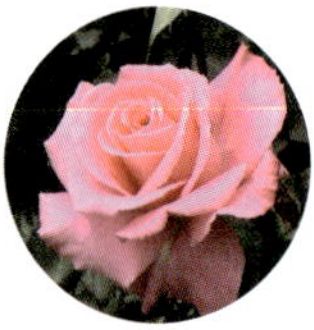
Hoh-jun

ダマスク・クラシック系品種として代表的なバラ。香りの強さは中程度。ダマスク・スウィートが多く、ティーがバランスよく含まれることで、ソフトで優雅な香り立ちとなっている。

特徴成分：フェニルエチルアルコールやゲラニオールが多い。ティーローズエレメント、イオノン化合物、テアスピランなどが影響している。

パパ・メイアン

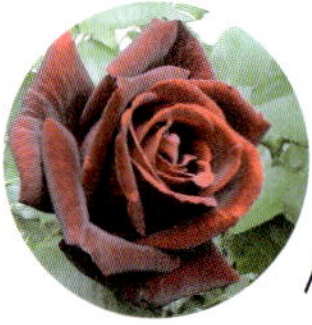
Papa meilland

ダマスク・モダン系品種の代表的な強香のバラ。コクのある甘さにスパイシーや少量のティーも含まれることで、洗練された芳醇な香り立ちとなっている。

特徴成分：ゲラニオールが多くフェニルエチルアルコールが少ない。ティーローズエレメント、メチルオイゲノール、シトラール、ローズオキサイドが影響しており、ロージー・ワックス成分も多い。

レディ・ヒリンドン

Lady hillingdon

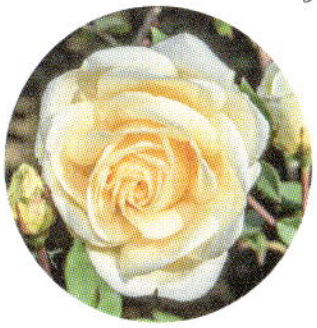

ティー系品種として代表的なバラ。香りの強さは中程度。ティー・フェノリックが多く、イオノン系のティーも認められ、上品で女性らしい香り立ちとなっている。

特徴成分：ティーローズエレメントがきわめて多い。イオノン化合物や少量のダマスク成分が大きく影響している。ウッディ・ハニー成分も多い。

薫乃《かおるの》

Kaoruno

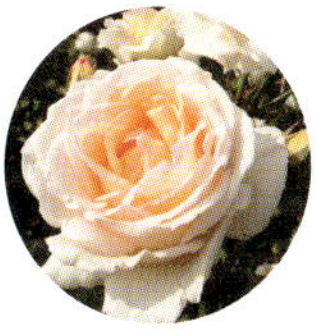

さわやかさのあるダマスク・モダンとフルーティの香りが基調。ティーやミルラ（アニス）もバランスよく含まれ、華やかで繊細な香り立ち。複雑な香り構成である。

特徴成分：シトロネロール、ゲラニオールが多い。ゲラニルアセテイト、シトラール、ローズオキサイド、ティーローズエレメント、イオノン化合物、テアスピラン、メトキシスチレン、メチルオイゲノール、ヘキセニルアセテイトほか。多様な成分がハーモナイズしている。

より詳細な表現に興味のある方は、バラ特有の成分（約40種類。100～105ページを参照）を嗅ぐことをおすすめします。これは、絵を描くときに基本的な絵の具が必要なことと同じ意味を持ちます。

画家は、色材を組み合わせて多様な色合いを生み出し、キャンバスに表現していきます。香りも配合することで微妙なニュアンスに変化しますので、嗅覚で確認しながら調香を繰り返します。

自然に咲くバラと比較しながらその香りを言葉で新たに創作することは、絵を描き上げる作業と同じです。香りの感性をさらに磨いて、新しい語彙が増えることを歓迎します。

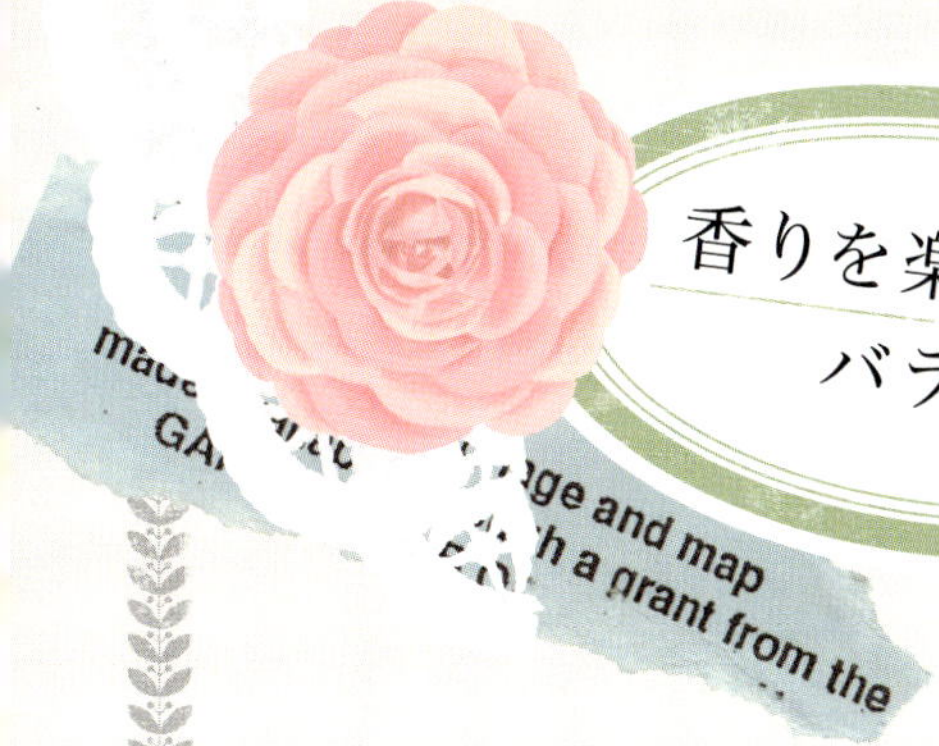

香りを楽しむ バラ園ガイド

バラの香りを楽しむのなら、ぜひバラ園に足を運んでみてください。各園の見どころや特徴を事前に学んでおくなど、ポイントを押さえてから訪れれば、香りの世界がもっと広がるはずです。

【覚えておきたい６つのポイント】

その1
行く前にバラ園の特徴を調べておく（パンフレットなどを事前入手しておくといいでしょう）

その2
開園と同時に入りましょう。まずは園内をざっと見て心ひかれるバラをチェックした後、もう一度、その花をじっくり観察してください

その3
香りをじっくり楽しみたいなら、混雑する土・日曜は避けたほうが賢明です

その4
園内のスタッフに積極的に質問をしてみましょう

その5
いろいろな種類のバラを見るためには、シーズンの初め・中盤・終盤と3回ほど行きましょう

その6
持ち物チェック（カメラ、手帳、筆記用具、バラの資料）
※日差しが強い季節なので飲み物や帽子も大切です

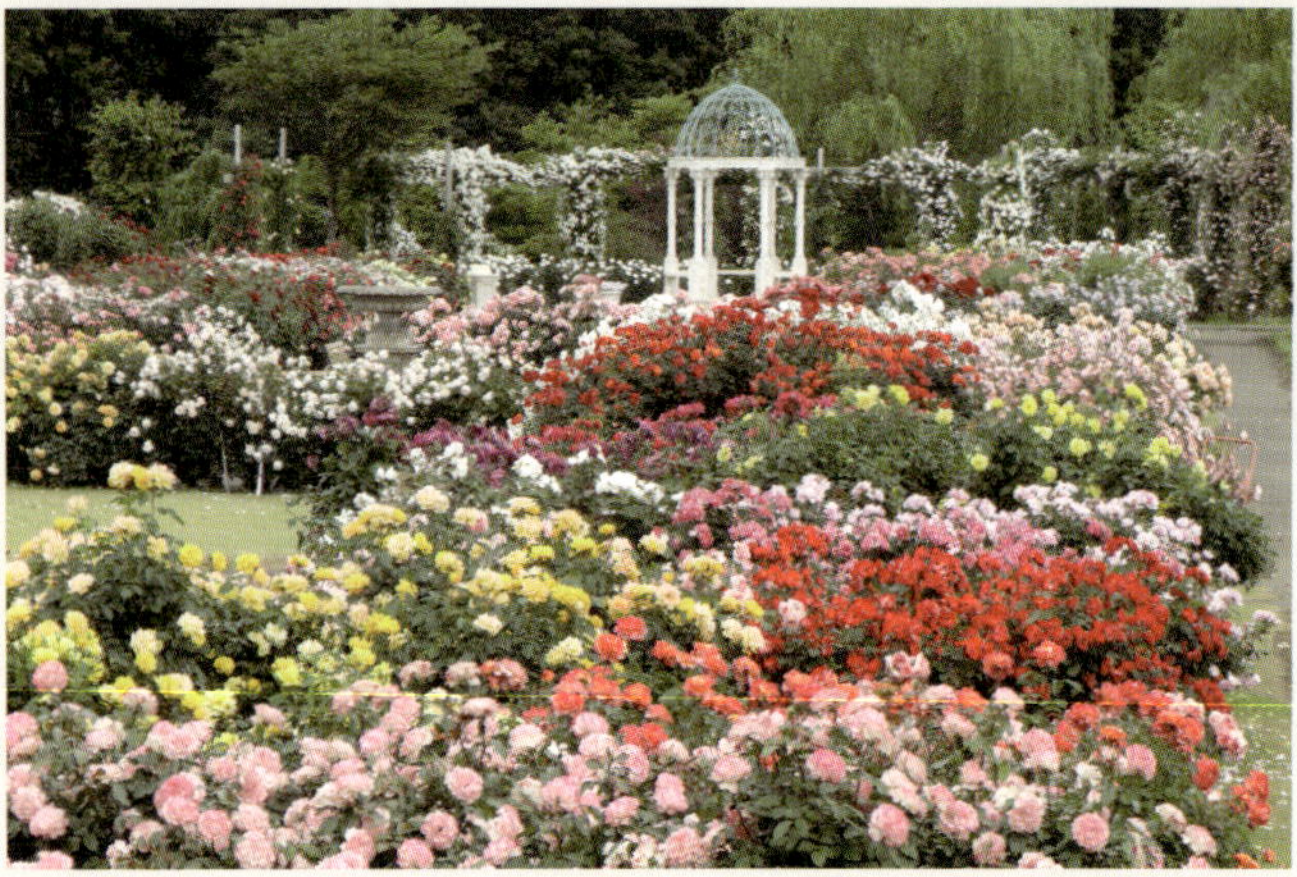

1500種1万株が咲き誇る“バラの聖地”

京成バラ園

ロサ・ギガンティアをはじめとする野生種（原種）から最新品種まで、1500種1万株のバラが咲き誇る〝バラの聖地〟。中でもフランス様式の庭園にはモダンローズを中心に、園オリジナルや世界中の有名なバラなど400種が植えてあります。香りのよいヨーロッパのバラも数多くあり、バラ園おすすめの品種を探しながら散策するのも一興です。

バラの季節には、イベントやセミナー、ガイドツアーなども開催。バラ愛好家による「ロザリアンのガイドツアー」では、蓬田も香りのガイ

香りを楽しむ バラ園ガイド

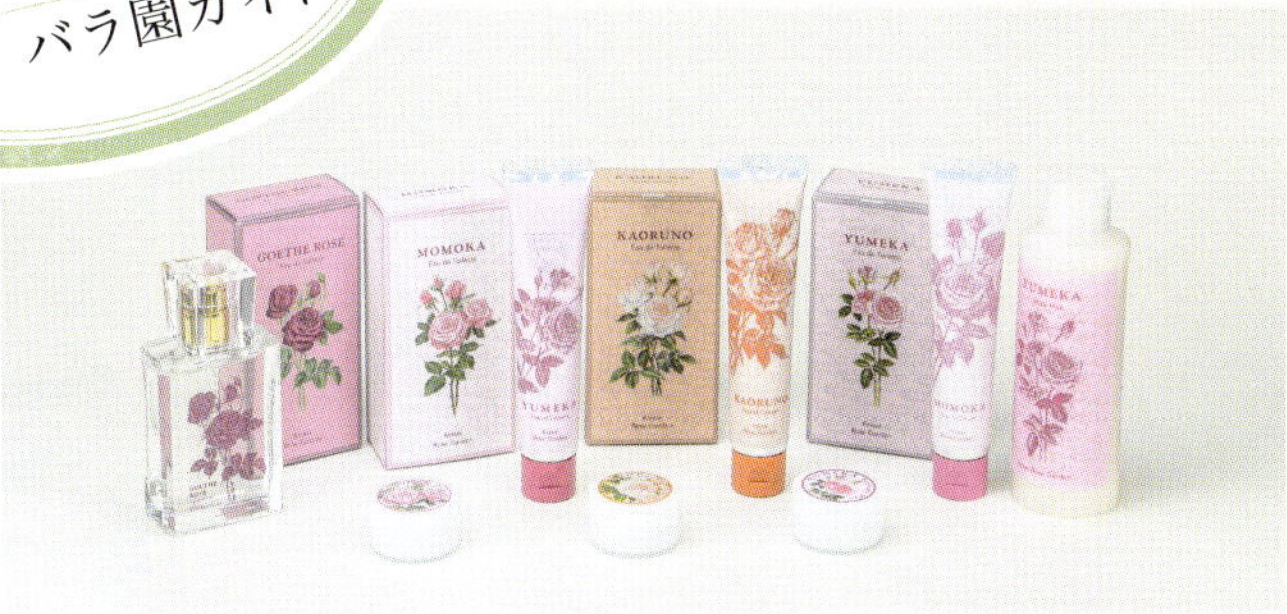

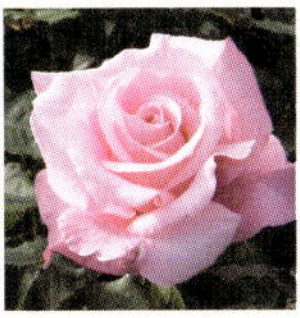
桃香

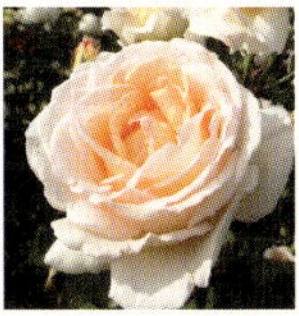
薫乃

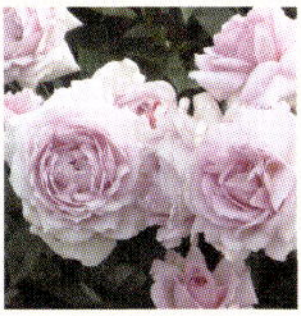
夢香

ドを担当しています。

ローズショップでは、同園と蓬田バラの香り研究所の共同開発によるオリジナルフレグランス＝上写真＝のほか、バラを使った紅茶やジャム、お菓子なども購入可能。バラの美しさと香りのすべてを、見て、感じて、味わえるバラ園です。

【住所】

千葉県八千代市大和田新田 755

【問い合わせ】

☎ 047-459-0106

【HPアドレス】

http://www.keiseirose.co.jp/garden/

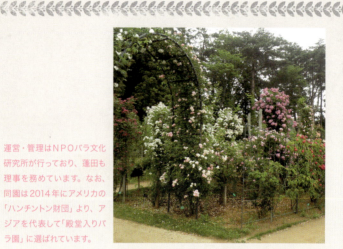

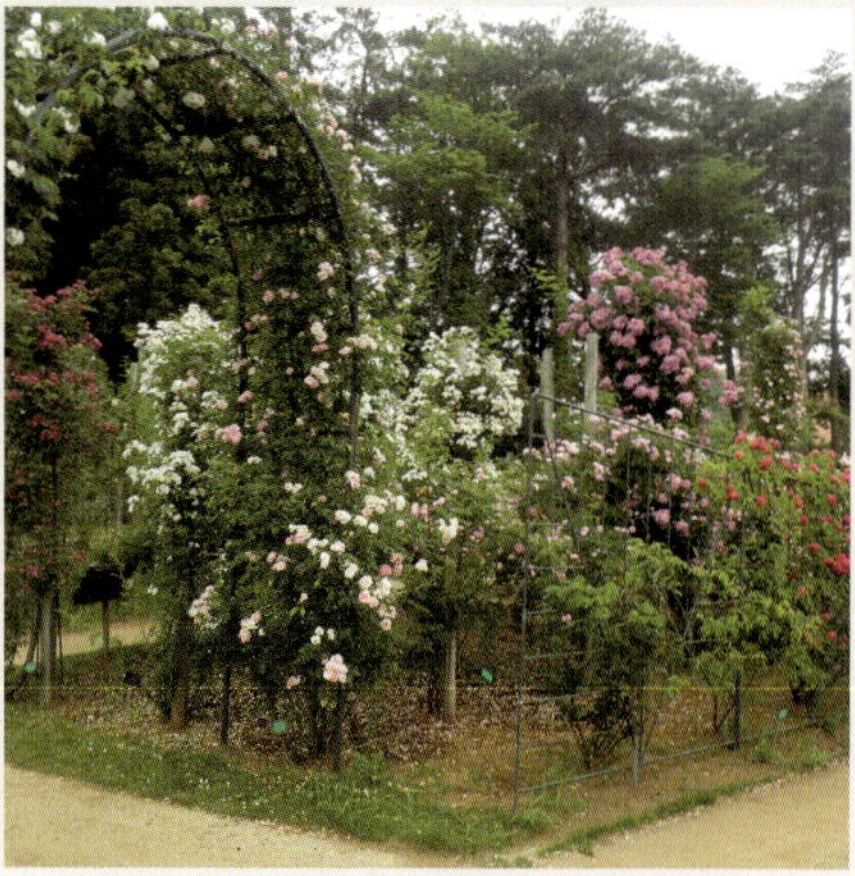

運営・管理はＮＰＯバラ文化研究所が行っており、蓬田も理事を務めています。なお、同園は2014年にアメリカの「ハンチントン財団」より、アジアを代表して「殿堂入りバラ園」に選ばれています。

原種やオールドローズなど貴重な品種を収集・保存

佐倉草ぶえの丘バラ園

原種やオールドローズの収集・保存を目的として、約１０５０種２５００株のバラを育てている同園では、散策をしながらバラの歴史をたどることができます。バラ園資料室には、ミスター・ローズこと鈴木省三さんが遺した９０００点余りの書籍や資料を収蔵。蓬田が監修した香りのコーナー展示もあります。

【住所】
千葉県佐倉市飯野 820

【問い合わせ】
☎ 043-485-7821
（佐倉草ぶえの丘事務所）

【HPアドレス】
http://www.kusabue.shiteikanri-sakura.jp/rosegarden/

香りを楽しむ
バラ園ガイド

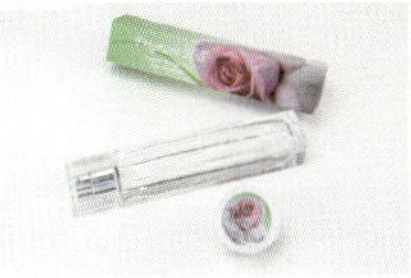

蓮田バラの香り研究所では、第1回「国際香りのばら新品種コンクール」で金賞と国土交通大臣賞を受賞したバラ「フレグラント・ヒル」を使ったフレグランスの開発にも協力しています。

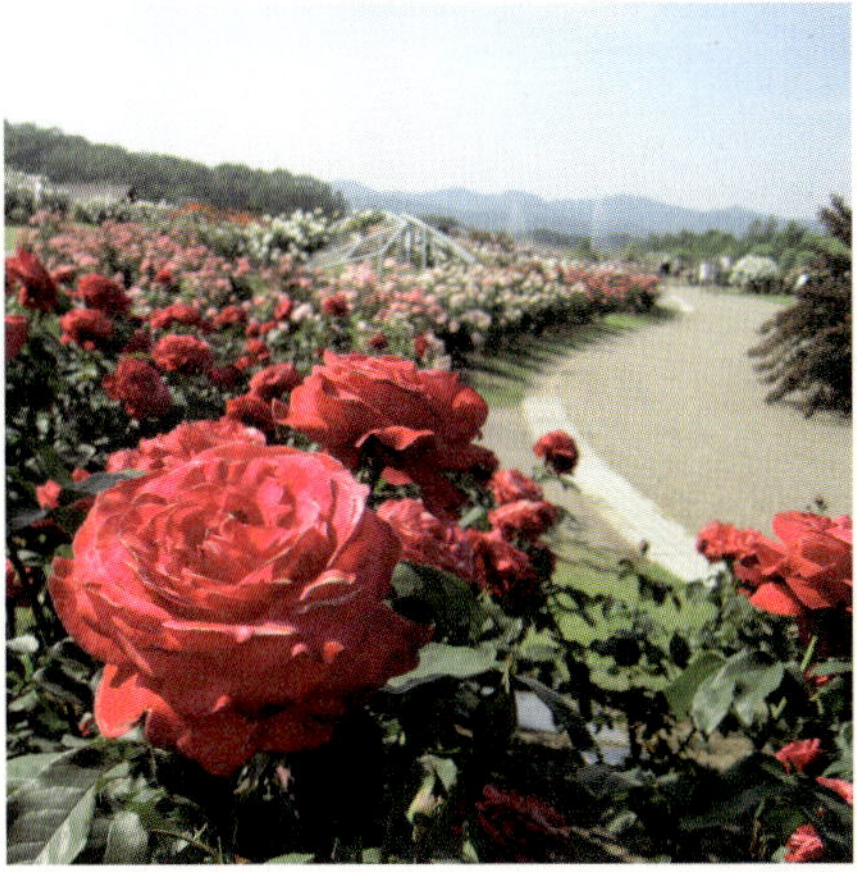

香りをテーマにした日本で唯一のバラ園

国営越後丘陵公園

バラの香りをテーマにした日本で唯一の「香りのばら園」には、652種2287株のバラが植えられています。蓮田は設立プロジェクトに当初から参画。運営や審査員を務めた「国際香りのばら新品種コンクール」は、香りを最重要視する世界でも珍しいコンクールで、入賞したバラは園内で栽培されています。

【住所】
新潟県長岡市宮本東方町字三ツ又1950番1

【問い合わせ】
☎ 0258-47-8001

【HPアドレス】
http://echigo-park.jp/

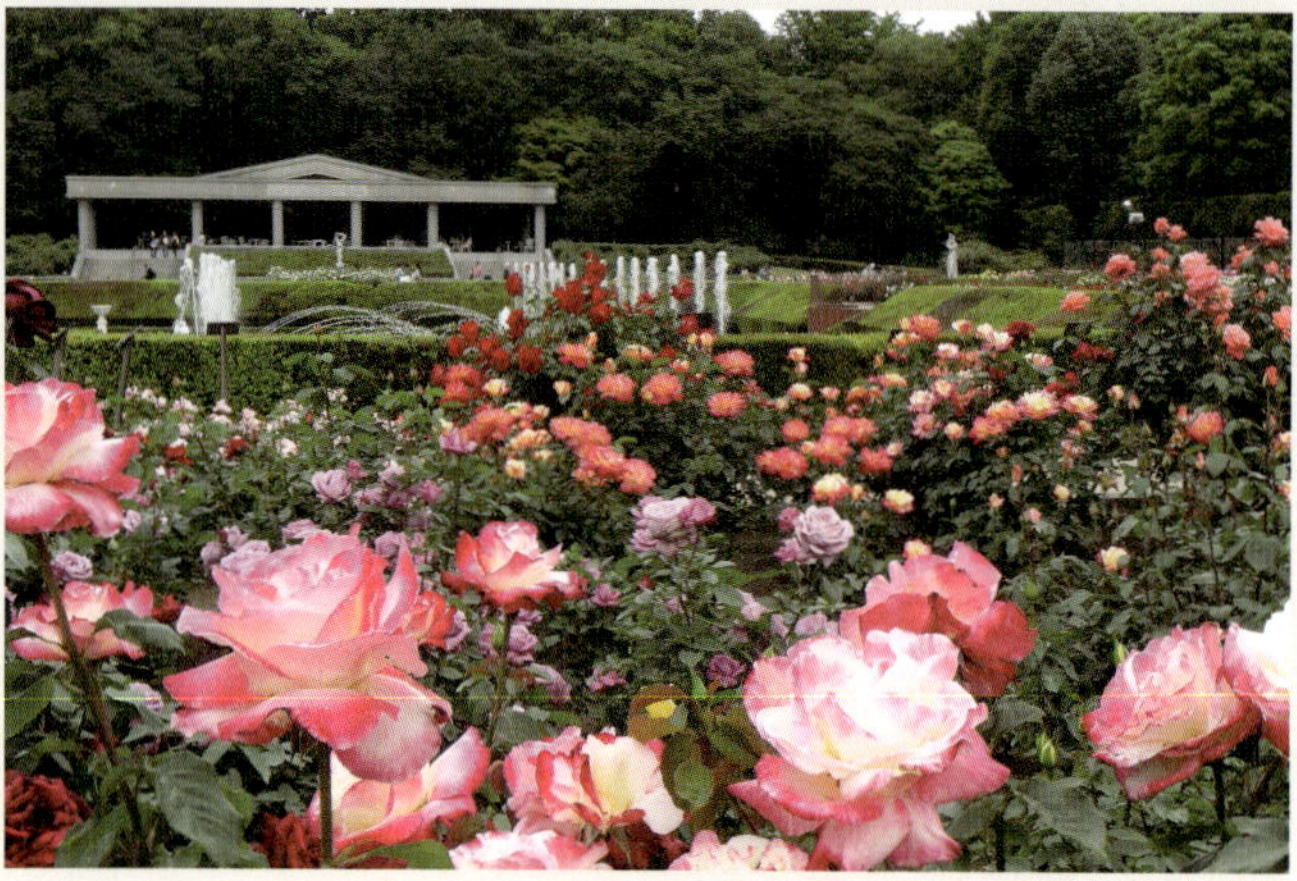

世界バラ会議で優秀庭園賞を受賞

都立神代植物公園

広大な敷地内には4800種類10万株の植物が植えられており、四季折々の草花や樹木を楽しめます。

特に有名なのが、モダンローズが咲く沈床式庭園、野生種・オールドローズ園、国際ばらコンクール花壇で構成されているばら園で、409品種5200株が栽培されています。

春と秋のバラの開花時期には「バラフェスタ」を開催。期間中に実施されるモーニングツアーでは、蓬田も講師を担当しています。バラの芳醇な香りに包まれながら、香りにまつわる話を聞く――そんなぜいたく

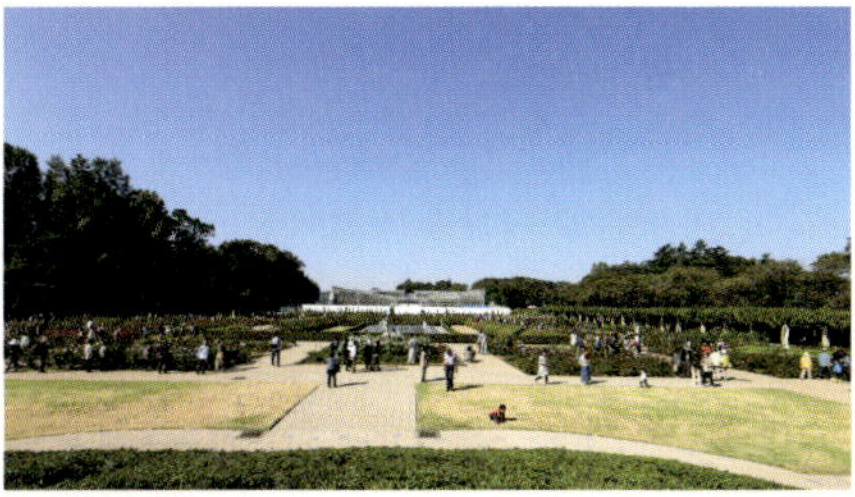

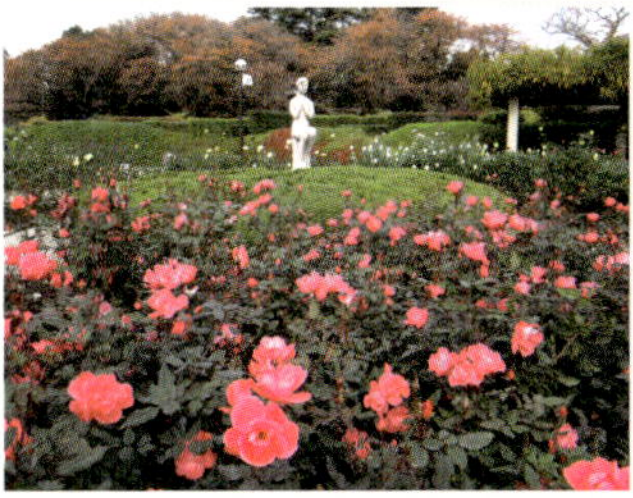

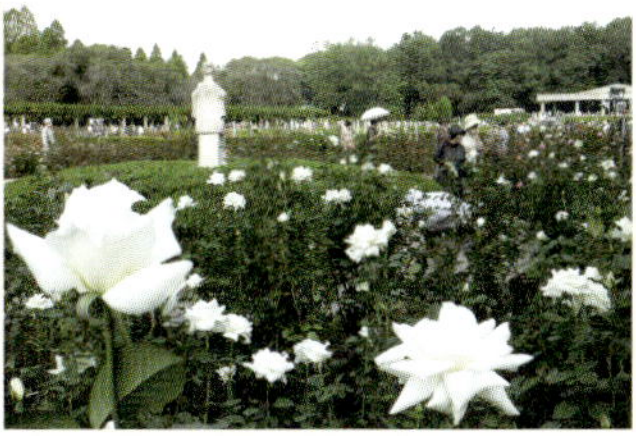

な時間を過ごしてみてはいかがでしょうか。

なお、同園は2009年の第15回世界バラ会議バンクーバー大会において、「世界バラ会連合優秀庭園賞」を受賞しています。

【住所】

東京都調布市深大寺元町5-31-10

【問い合わせ】

☎042-483-2300

【HPアドレス】

http://www.tokyo-park.or.jp

バラ園めぐりを楽しむために

バラが最もよく香るのは花が半開のとき、そして早朝から午前10時ぐらいまでです。香りを楽しむためにバラ園をめぐるならば午前中、早ければ早いほどよいといえます。また、雨などが降っていると花芯部に水がたまり、香りが認識しにくくなります。バラの見た目も楽しむなら、あまりにも日光が強すぎると原種などの淡い色のバラは本来の色調を楽しむことができません。そのため、バラ園を楽しむには「やや曇りがちな天気の午前中」に散策するのがベストです。

バラ園で香りを楽しむには、いくつかマナーがあります。第一に、強い香水や化粧品はNGです。自然の香りは繊細です。あまり強い香りはバラの香りとミックスしてしまうので、香りの強いハンドクリームなどにも注意が必要です。また、たばこを吸う人はその匂いがバラの中に残る場合があるので注意してください。

特に気をつけたいのが、花に向けて息を吸ったり吐いたりしないこと。花の香りを嗅いだら顔を横に向けて息を吐く── これを3回ほど繰り返せば､本来のバラの香りを十分楽しめるでしょう(詳しくは123～126ページをご覧ください)。

何人かのグループで行ったときは、好きな品種のベスト10をつくって帰りに出し合ってみるのもおすすめです。もちろん、一人でじっくりバラを満喫するのもいいでしょう。さまざまな方法で、思う存分バラを楽しんでください。

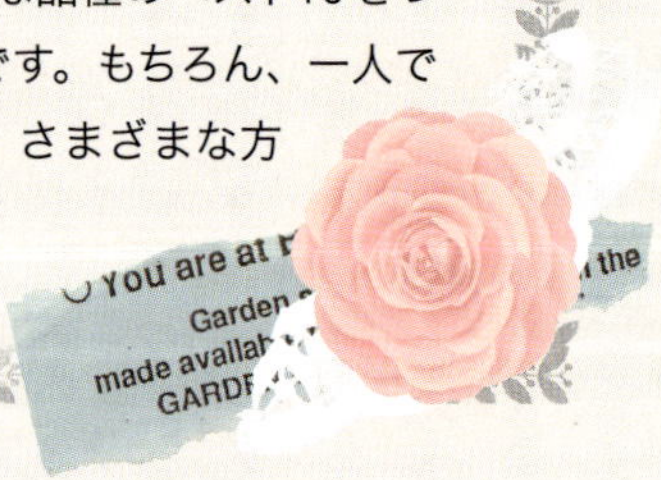

Chapter

7

オリジナルのバラの香りを楽しもう

香りのビーンズで調香体験

バラの香りの魅力を、もっと多くの皆さんに知ってもらいたい――そんな願いをかなえるために蓬田バラの香り研究所が開発したのが、香りのビーンズです。これは、長年にわたるバラの香りの研究データをもとに、モダンローズの香り7タイプにブルガリアン・ローズの香りを加えた8種類の香りを、カラフルなビーンズに閉じ込めたものです。一つひとつのビーンズにしっかりと香りがついているので、少量でも香りを十分に楽しむことができます。

組み合わせて調合することで、実際のバラ生花の香りを再現できるだけでなく、自分好みのサシェ（香り袋）や香水をつくることもできます。8種類の香りをブレンドして、オリジナルのバラの香りをつくってみてはいかがでしょうか。

Let's make one's own fragrance!

自分だけのバラの香りをつくってみよう

香りのビーンズを使ったオリジナルの香水のつくり方を、
簡単に説明します。

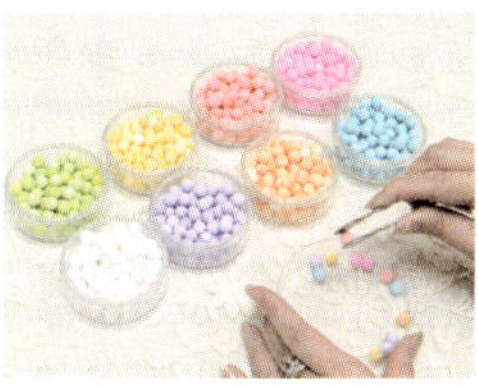

STEP 1

８種類の中から自分好みの香りのビーンズを20粒選びます。ビーンズなので、香りを足したり引いたりするのも自由自在。じっくりと香り全体を確かめながら選ぶことができます。

STEP 2

20粒を選んだら、各ビーンズの個数に合わせた分量の香水をメスシリンダーで丁寧に量って調香します。

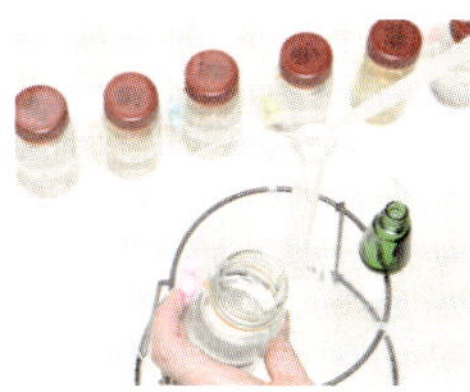

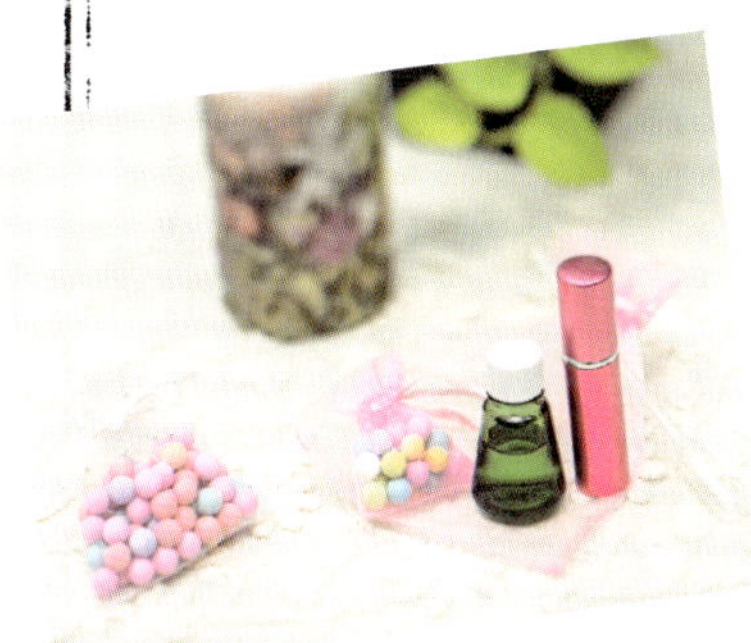

完成！

できあがった香りを嗅いでみましょう。

※蓬田バラの香り研究所では、香りのビーンズを使った調香体験ワークショップをイベント時に開催しています。詳細はオフィシャルサイト（http://www.baraken.jp）をご覧ください

The recipe collection of the fragrance

香りのレシピ集

バラの香りの魅力を知り尽くした蓬田バラの香り研究所がブレンドした香りのレシピを紹介します。枕元に置いたり、子育てやデスクワークの合間に楽しんだり……。バラの香りのプライベートな空間をつくることで、リラックス効果やリフレッシュ効果が期待できます。日々の暮らしにバラの香りを気軽に取り入れてください。

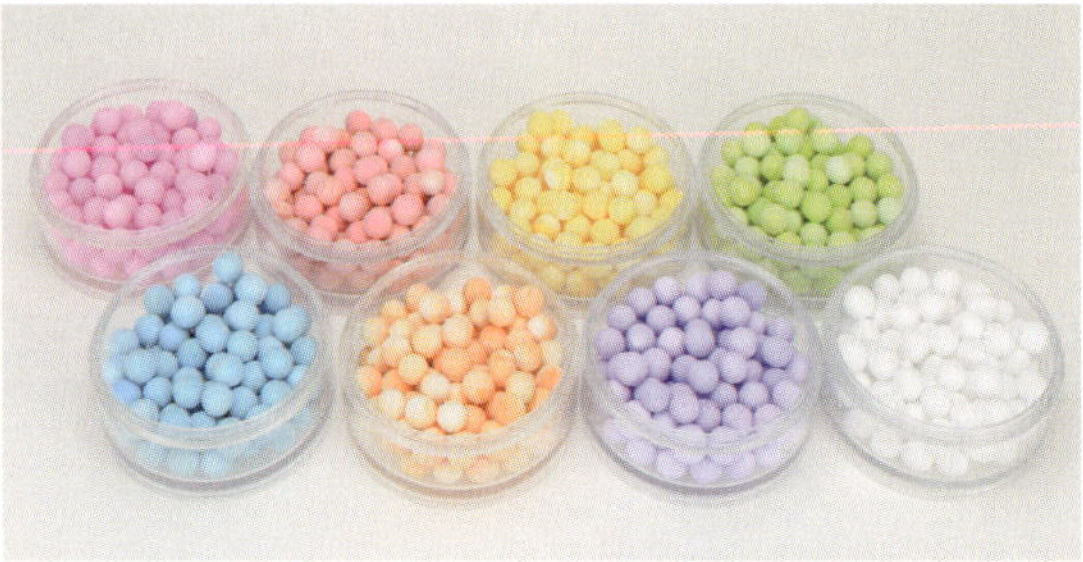

DC ダマスク・クラシック
DM ダマスク・モダン
T ティー
F フルーティ
B ブルー
S スパイシー
M ミルラ（アニス）
Bul ブルガリアン・ローズ

Relax

心の糸をゆるめてリラックスしたい

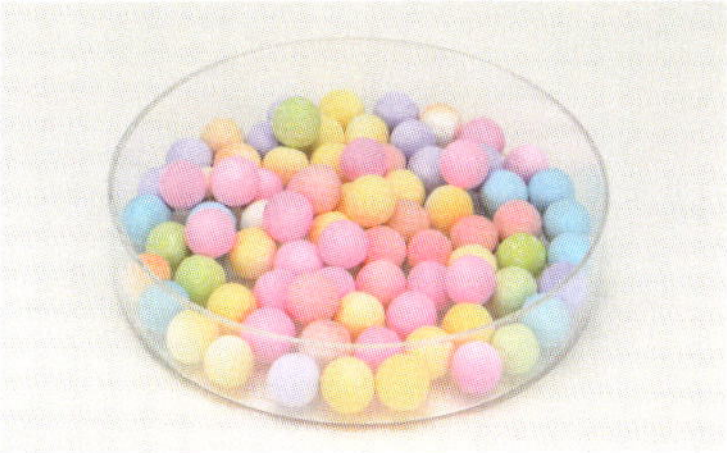

DC	10粒	B	4粒
DM	5粒	S	3粒
T	10粒	M	5粒
F	3粒	Bul	―

合計40粒

ダマスク・クラシックとティーの香りを中心としたさわやかな香りの中に、モダンローズのさまざまな特徴が折り重なったバランスのよい香り。

Relax

何もしない贅沢な時間を楽しみたい

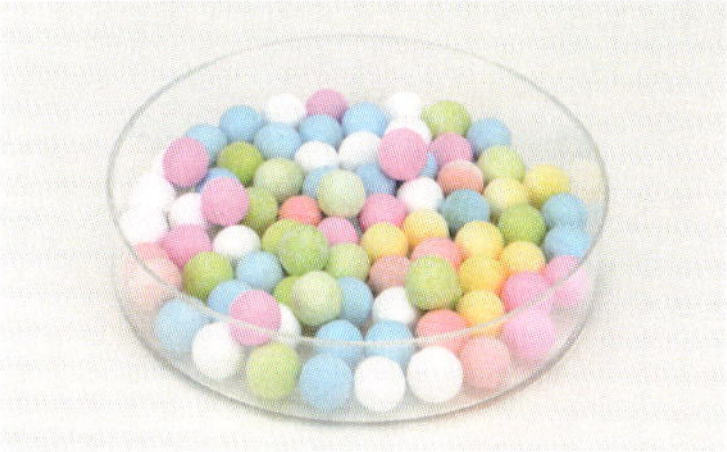

DC	6粒	B	10粒
DM	4粒	S	―
T	4粒	M	―
F	8粒	Bul	8粒

合計40粒

フルーティ、ブルー、ブルガリアン・ローズを中心とした強い甘みの中にも、清涼感のある香り。

Relax

イライラモードをオフにしたい

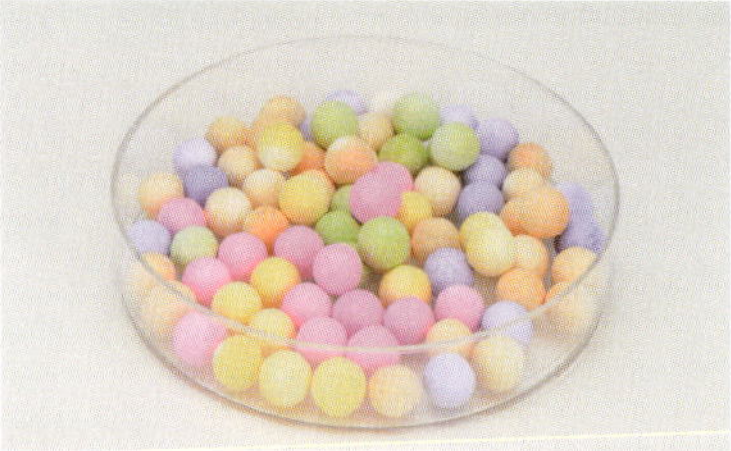

DC	7粒	B	—
DM	—	S	15粒
T	6粒	M	7粒
F	5粒	Bul	—

合計40粒

スパイシーの控えめな香りを中心に、ダマスク・クラシックやミルラなどのさわやかさをプラスした優雅な印象の香り。

Relax

高ぶる感情の波を乗りこなしたい

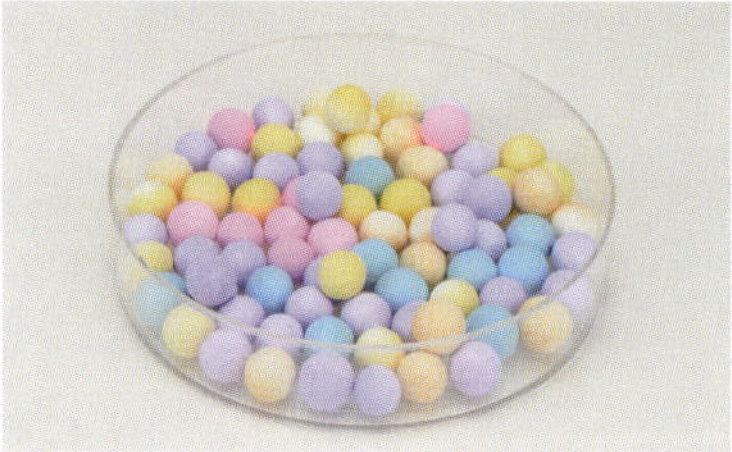

DC	4粒	B	5粒
DM	—	S	6粒
T	10粒	M	15粒
F	—	Bul	—

合計40粒

モダンローズの特徴的な香りであるティーを中心に、ミルラ独特の成熟した甘さをプラスした、落ち着いた印象の香り。

Relax

海の底深く沈むように眠りたい

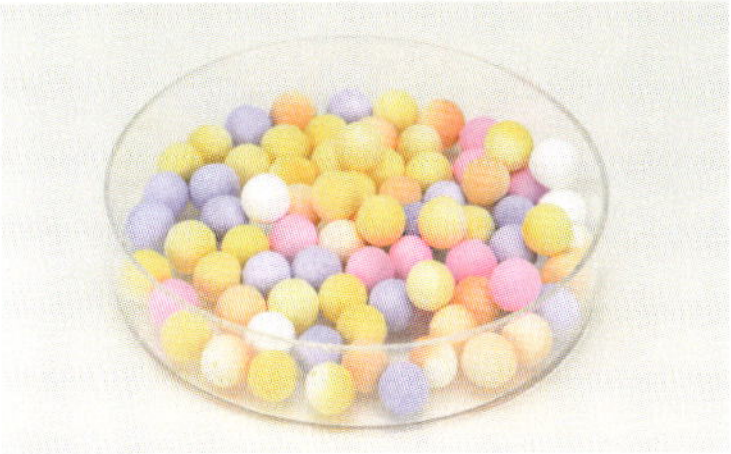

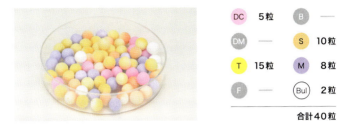

DC	5粒	B	—
DM	—	S	10粒
T	15粒	M	8粒
F	—	Bul	2粒

合計40粒

高い鎮静効果も認められるモダンローズの香り。ティーとスパイシーの香りを中心とした、しっとりとした大人っぽい香り。

Refresh

ポジティブスイッチをONにしたい

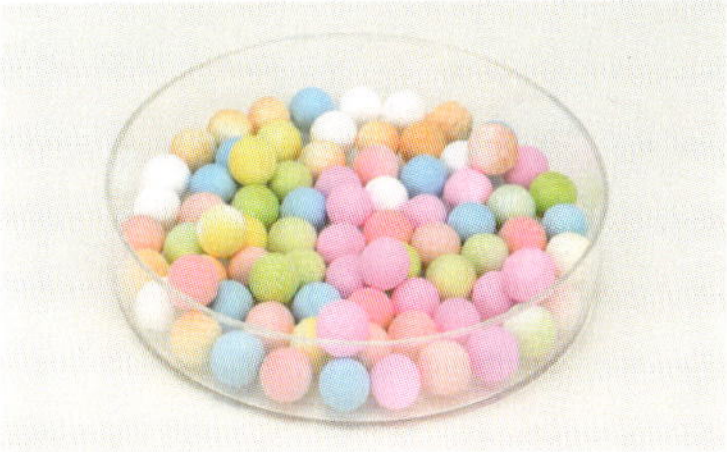

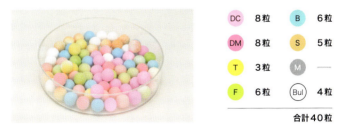

DC	8粒	B	6粒
DM	8粒	S	5粒
T	3粒	M	—
F	6粒	Bul	4粒

合計40粒

ダマスク・スウィート成分を多く含んだ、バラらしい甘く華やかな印象の香り。

Refresh

やる気モード全開で打ち込みたい

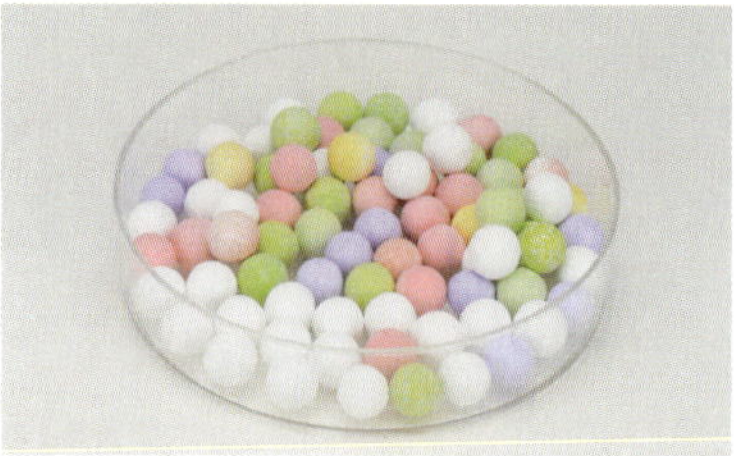

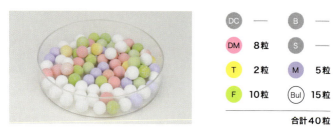

DC	—	B	—
DM	8粒	S	—
T	2粒	M	5粒
F	10粒	Bul	15粒

合計40粒

すっきりとしたさわやかな甘さが特徴的なフルーティ、ブルガリアン・ローズを中心に、ダマスク・モダンの持つ洗練された甘さがアクセントとなっている香り。

Refresh

ゆるんだ気持ちをピンッとさせたい

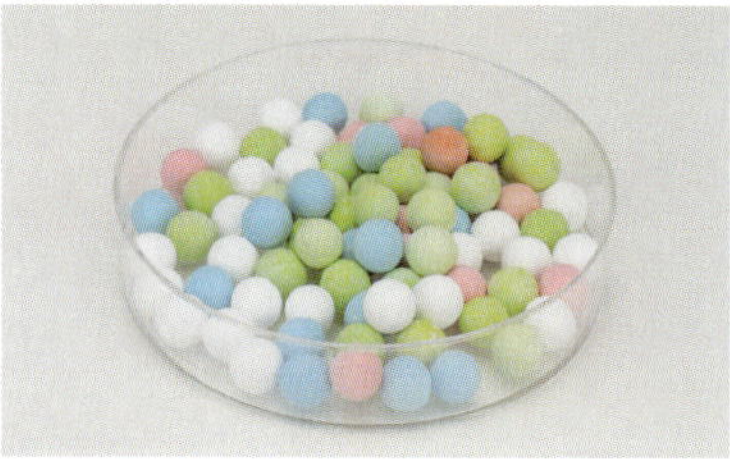

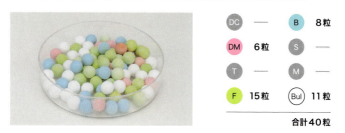

DC	—	B	8粒
DM	6粒	S	—
T	—	M	—
F	15粒	Bul	11粒

合計40粒

清涼感あふれるすっきりとした調香。さわやかな朝にピッタリなすがすがしい香り。

Refresh

美意識を高めて女っぷりを上げたい

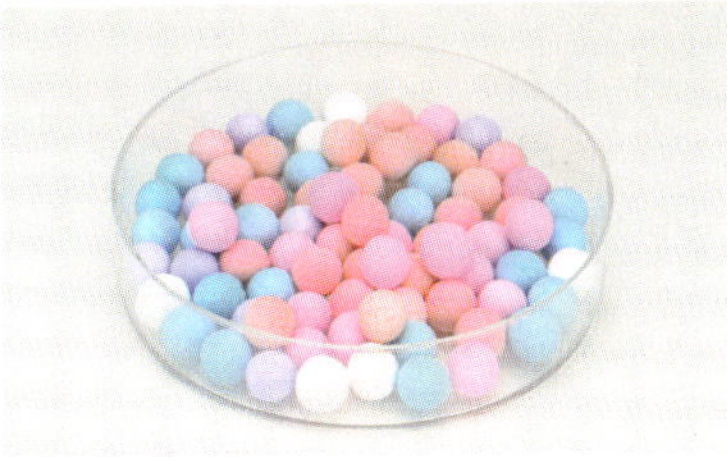

DC	8粒	B	10粒
DM	15粒	S	—
T	—	M	4粒
F	—	Bul	3粒

合計40粒

モダンローズの香りタイプの中でも特に濃厚な甘さを中心に調香。華やかで成熟した女性らしい香り。

Refresh

愛されオーラを身にまといたい

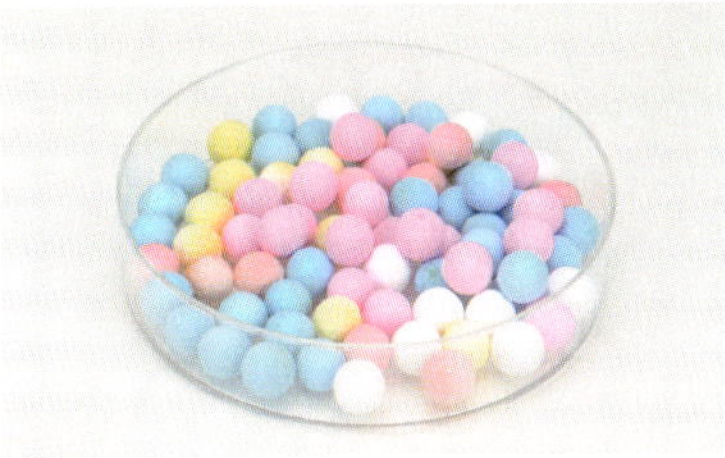

DC	10粒	B	15粒
DM	5粒	S	—
T	5粒	M	—
F	—	Bul	5粒

合計40粒

さわやかで可憐な印象を持つダマスク・クラシックと、成熟した濃厚な甘さを持つブルーの香りを合わせることにより、深みのある魅惑的な印象の香りを表現。

▼蓬田勝之所長による講演やセミナーなどを通じて、バラの香りの魅力を発信

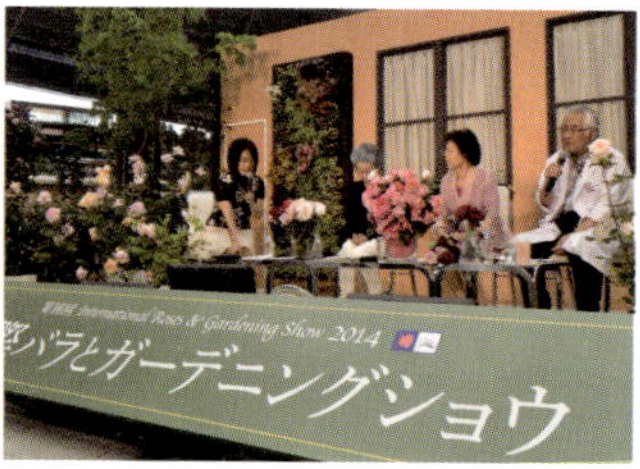

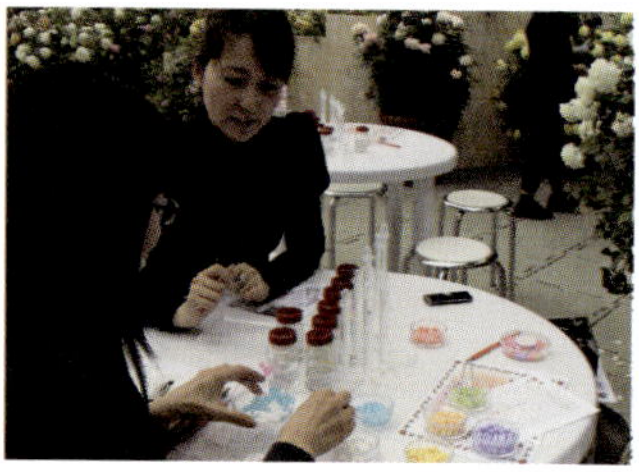

▲香りのビーンズを使ったオリジナルのサシェ（香り袋）や香水づくりなどのワークショップ

オリジナルブランド

ビーンズやフレグランス・オイルなど

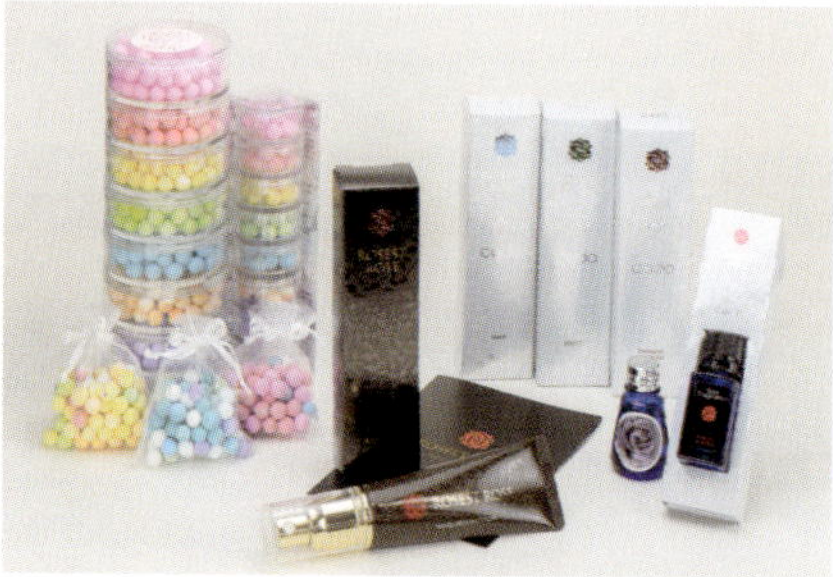

ROSEST ROSE　香りのクオリティーを極限まで上げたこだわりのハイブランド

RoFiC　より身近に楽しめるベーシックブランド

蓬田バラの香り研究所のオリジナルブランドは、
下記のホームページから購入できます

オフィシャルサイト：http://www.baraken.jp
RoFiC 運営サイト：http://www.baracolle.jp
ROSEST ROSE オフィシャルサイト：http://www.rosestrose.jp

バラの香りを科学する
蓬田バラの香り研究所

バラの香りの持つ魅力や秘密をもっと多くの人々に伝えたい――そんな思いのもと、蓬田バラの香り研究所（所長：蓬田勝之／パフューマリー・ケミスト）では、バラに特化した香気研究および情報発信のほか、バラの香りに関する科学的な成分研究の知見をもとにしたオリジナル商品の企画販売など、多彩な活動を展開しています。

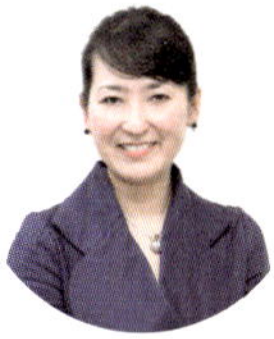

代表取締役・クロサワ早穂
Saho Kurosawa

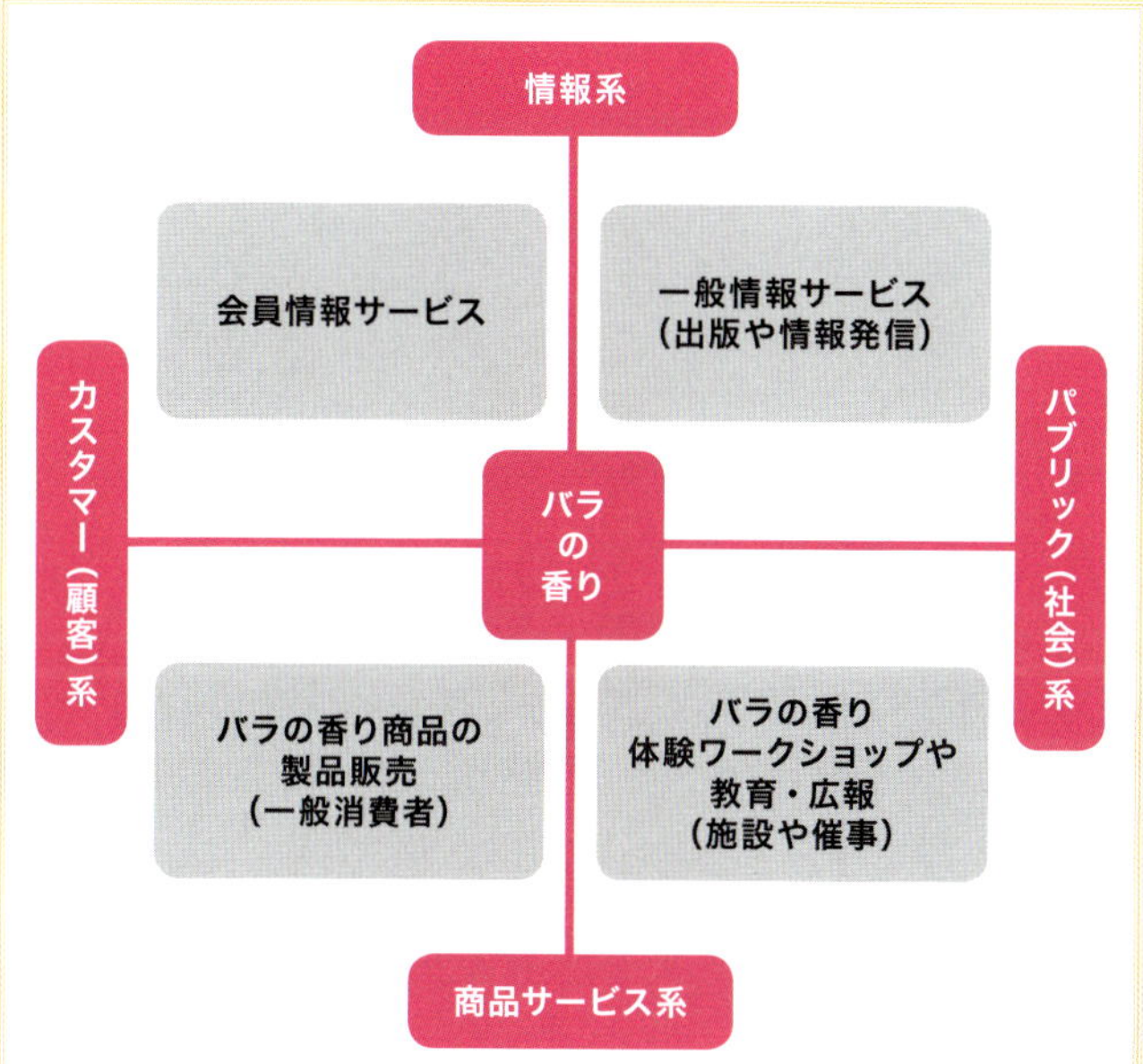

おわりに

本書の34ページでも紹介しましたが、遺伝子組み換え技術による青いバラ「アプローズ」には、私たちが発見したモダンローズならではの香り――ジメトキシメチルベンゼンすなわちティーローズエレメントが全く検出されませんでした。つまり、自然界と同じ香りの産生条件ではなかったということです。

しかし科学技術の進歩は必定であり、香料の有用性がさらに実証・認知された場合、安全性が高く希少な香り成分やアロマコロジー成分を豊富に産生するバラを開発することは可能です。すでに、これらの研究は進んでいるのかもしれません。

近年、バラの香りの美しさは多様化し、ファッション化しています。弱い香りであっても魅惑的な姿形や花色の印象にマッチすると、その花ならではの個性が際立ち、人の嗜好や美の感性に触れてさまざまな広がりをみせます。

日本で話題を集めた人気の高いバラについては、『New Roses別冊　バラが香る』（産經メディックス）でも言及したので参考にしてください。普遍性ある美しさの発見は、開花したときの息遣いにも似た自然な香り立ちから学ぶべきことが多いのです。

なお、香り（匂い）と脳科学研究については興味あることが報告されています。47ページの「バラの香りで記憶力をアップ」でも記述しましたが、この香り成分は、ダマスクローズの主香気であるフェニルエチルアルコールです。就寝中に本成分を無意識下で嗅ぐことで大脳辺縁系の海馬《かいば》に血流が多くなることが確認され、記憶の固定化が起きると考察されています。

２０１４年のノーベル生理学・医学賞が、海馬には「場所細胞」という神経細胞がたくさんあり、それにはＧＰＳ機能のような働きがあることを発見したロンドン大学のジョン・オキーフ教授、ノルウェー科学技術大学のマイブリット・モーザー教授、夫のエドバルト・モーザー教授の３氏に贈られるなど、海馬と記憶そして嗅覚の関係が解明されつつあります。アルツハイマー型の認知症に特徴的な空間認識や徘徊にも関係しているともいわれ、「香り」の予防医学への活用も関心が高まっています。

私の記憶によれば、香料バラの栽培従事者やパフューマーには年齢を重ねても「元気な人」が多いようです。

最後になりましたがこの単行本の制作にあたり、「かもめの本棚」編集部の村尾由紀編集長、高須生恵さん、ライターの宮嶋尚美さんの細部にわたる適切なアドバイスに感謝します。

蓬田勝之（蓬田バラの香り研究所所長、パフューマリー・ケミスト）

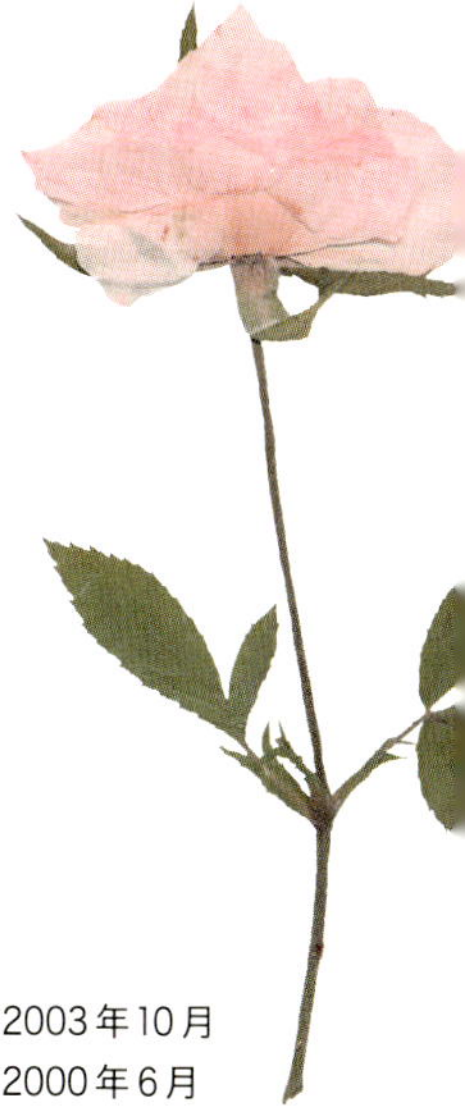

参考文献

蓬田勝之『薔薇のパルファム』（求龍堂）2005年4月
最相葉月『青いバラ』（岩波現代文庫）2014年9月
中村祥二『調香師の手帖』（朝日新聞出版）2008年12月
光井武夫『資生堂研究所　半世紀の思い出』（八紘美術社）2003年10月
鈴木省三・バラ文化研究所編『薔薇と生きて』（成星出版）2000年6月
『VENUS』（国際香りと文化の会）2010年12月
『ばらの夢を未来につないで』（鈴木省三生誕100年記念実行委員会）2013年10月
『薔薇の海』No53～54（京成バラ会）2013年4月
『New Roses 別冊 バラが香る』（産經メディックス）2014年3月
『New Roses vol.12 バラと遊ぶ　つくる』（産經メディックス）2012年10月
『New Roses バラと遊ぶ　香り』（産經メディックス）2010年10月
『New Roses バラと遊ぶ』（産經メディックス）2009年10月
『におい・かおり環境学会誌 41巻3号』（におい・かおり環境協会）2010年
『NHK テレビテキスト　極める！』（日本放送出版協会）2010年10月
『においとかおりの本』（日刊工業新聞社）2011年12月
『日本ばら会年報　ばらだより』（日本ばら会）1997年12月
『aromatopia No.28』（フレグランスジャーナル社）1998年
『香料　第175号』（日本香料協会）1992年9月
・講演会資料「匂いの遺伝学」文京シビックセンター　新村芳人（東京医科歯科大学・難治疾患研究所）2011年10月28日

蓬田バラの香り研究所

長年バラの香りの研究に力を注いできた蓬田勝之を所長に、2010年に設立。バラの香りに関する研究活動と情報発信を通して、その魅力や秘密を多くの人に紹介することを使命としている。

所長／パフューマリー・ケミスト
蓬田勝之（よもぎだ・かつゆき）

1947年秋田県生まれ。65年に資生堂研究所入社。資生堂リサーチセンター香料開発室参与を経て、2010年から現職。世界で初めてバラの香りをタイプ別に分類した香料分析のエキスパート。著書に『薔薇のパルファム』（求龍堂）など。

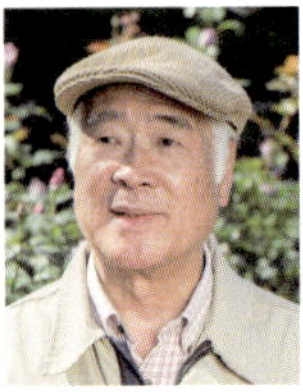

図表イラスト：斉木恵子（シンプラス）
※37、43、51、53、71ページ

この本は、WEBマガジン『かもめの本棚』に連載した「香りの科学～バラは百薬の長～」を加筆してまとめたものです。

バラの香りの美学

2015年5月19日　第1刷発行

著　者　蓬田バラの香り研究所
発行者　原田邦彦
発行所　東海教育研究所
〒160-0023　東京都新宿区西新宿7-4-3　升本ビル
電話 03-3227-3700　ファクス 03-3227-3701
eigyo@tokaiedu.co.jp
発売所　東海大学出版部
〒257-0003
神奈川県秦野市南矢名3-10-35　東海大学同窓会館内
電話 0463-79-3921
印刷・製本　新日本印刷株式会社
装丁・本文デザイン　稲葉奏子、大口ユキエ
編集協力　宮嶋尚美、齋藤 晋、正岡淑子、藤田真希子
撮影協力　永田まさお

ISBN 978-4-486-03789-7　C1077

かもめの本棚

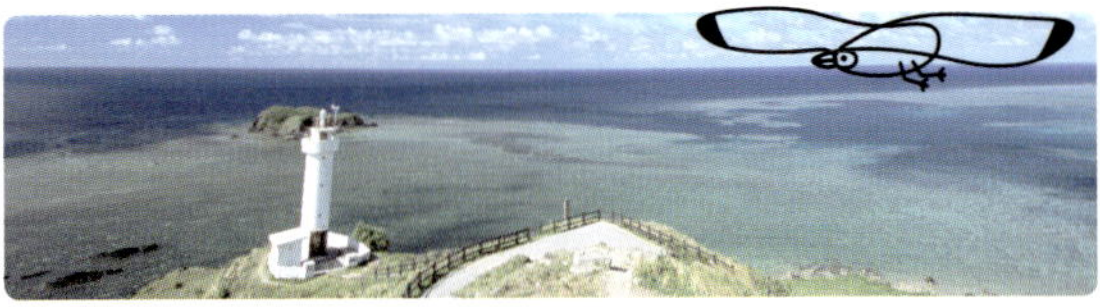

http://www.tokaiedu.co.jp/kamome/

肩書や役割の中で生きるのでなく、ひとりの人間であることも楽しみたい──。
明日の“私”を考える人のWEBマガジン『かもめの本棚』。
時間をかけて、じっくり、ゆっくり。
こだわりの本棚を一緒につくっていきませんか？

WEB連載から生まれた本

黄金バランスが“きれい”をつくる
アンチエイジング読本

石井直明 著　四六判　160頁　定価（本体1,500円＋税）
ISBN978-4-486-03788-0

長年にわたりアンチエイジング研究に取り組んできた著者が、科学的知見に基づいて老化のメカニズムと、その対処として日々の生活の中で実践できる取り組みをわかりやすく紹介。家族全員の健康を考える格好の一冊。

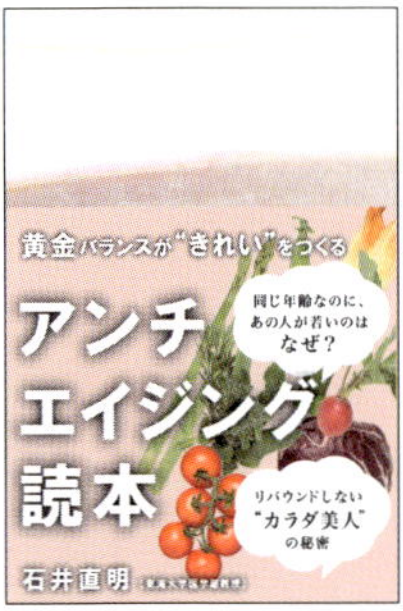

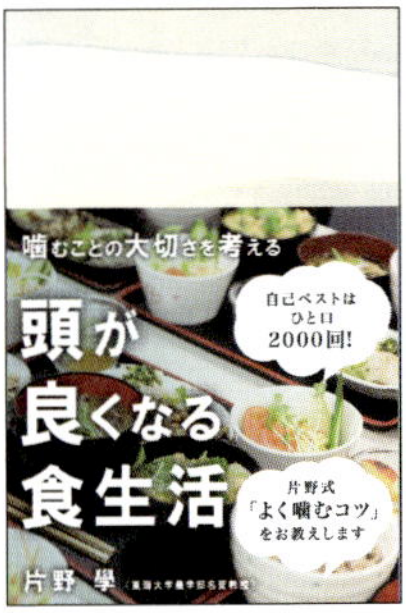

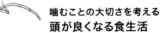

噛むことの大切さを考える
頭が良くなる食生活

片野　學 著　四六判　160頁　定価（本体1,500円＋税）
ISBN978-4-486-03787-3

大学の研究室を舞台に8年間続いた片野教授と学生とのお昼ごはん。そのキーワードは「とにかくしっかり噛むこと」。唾液の効用や歯の役割をひもときながら、噛むことの大切さと農・食・健康の関連性を考えていきます。

2015年7月下旬刊行予定　『AQ～人生を操る逆境指数～』（仮題）

公式サイト・公式Facebook　かもめの本棚　検索